ライフステージや疾患背景から学ぶ

臨床薬理学

テーラーメイド薬物治療の基本知識と処方の実際

　大井一弥

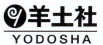

謹告
　本書に記載されている診断法・治療法に関しては，発行時点における最新の情報に基づき，正確を期するよう，著者ならびに出版社はそれぞれ最善の努力を払っております．しかし，医学，医療の進歩により，記載された内容が正確かつ完全ではなくなる場合もございます．

　したがって，実際の診断法・治療法で，熟知していない，あるいは汎用されていない新薬をはじめとする医薬品の使用，検査の実施および判読にあたっては，まず医薬品添付文書や機器および試薬の説明書で確認され，また診療技術に関しては十分考慮されたうえで，常に細心の注意を払われるようお願いいたします．

　本書記載の診断法・治療法・医薬品・検査法・疾患への適応などが，その後の医学研究ならびに医療の進歩により本書発行後に変更された場合，その診断法・治療法・医薬品・検査法・疾患への適応などによる不測の事故に対して，著者ならびに出版社はその責を負いかねますのでご了承ください．

序

　2017年7月総務省は，日本の総人口が1億2,675万人になったとする人口推計を発表している．働き手の中心である15〜64歳の生産年齢人口が32年ぶりに8,000万人を下回る一方，65歳以上の高齢者の割合が比較可能な統計がある1950年以降はじめて総人口の4分の1を超えた．

　このように本邦は経験したことのない超高齢社会の最中にあり，薬物治療を考えるうえで，患者のライフステージや疾患背景を考慮した処方設計や処方提案を行うことが重要であり，薬学生や薬剤師はこうした包括的な臨床能力を伸ばしていくことが望まれる状況にある．

　また，新薬の登場に加え個別化医療も急速に進んでおり，薬剤師をはじめとした医療従事者には，従来までの医薬品適正使用との違いを認識し，患者に応じた薬物治療を提供することが求められている．

　そこで，現代社会の変化を鑑み，薬学生や薬剤師が他の医療従事者と十分に連携できるように臨床マインドを堅持し，患者特有の疾患に対する適切な薬物治療を施行できることを狙いとして編集したのが本テキストである．

　本書は，新しい薬学教育モデル・コアカリキュラムに基づき，これからの臨床薬理学の講義テキストとして使用されることを想定した構成となっている．決して断片的にならず，各章との系統性をもたせることで，より理解が深まるように配慮した．「国試に役立つチェック問題」で各章の理解度を確認でき，「薬理を学ぼう」で主な薬剤について作用機序の振り返りができるようになっている．

　さらに，大学での講義だけでなく，その先にある臨床の場でも活かせるよう，通常の薬剤投与での薬理作用の記載に留まらず，薬物感受性の変化に伴う薬物有害事象の発生を見逃さないためのフィジカルチェックについても記載している．生理機能低下時の治療法や副作用発現の可能性を見据えた処方チェックや薬効解析の基礎力が培える点で，これからの臨床を担う薬学生や薬剤師に有益な内容に仕上がったものと確信する．

　最後に，本書作成にあたり，終始多大なご協力をいただいた羊土社の杉田真以子氏，永山雄大氏，久本容子氏ほかスタッフの皆様に感謝申し上げる．

2017年8月

大井一弥

contents

ライフステージや疾患背景から学ぶ 臨床薬理学
テーラーメイド薬物治療の基本知識と処方の実際

- 序
- 薬学教育モデル・コアカリキュラムとの対応表 … 12

第1章 薬物体内動態と変動因子 … 14

1 薬の作用と影響因子 … 14
- ◆ シタラビンの作用と影響因子 … 15

2 薬物体内動態の概念 … 17
- 1) 吸収 … 17
- 2) 分布 … 18
- 3) 代謝 … 19
- 4) 排泄 … 19

3 剤形と薬効 … 20
- ◆ 最適な投与経路 … 20

4 薬物代謝酵素の遺伝子多型と薬剤 … 21
- 1) CYP2C19と消化性潰瘍治療薬 … 21
- 2) N-アセチルトランスフェラーゼ2（NAT2）とイソニアジド … 22

■ 国試に役立つ！チェック問題 … 24

第2章 薬効と用法 … 26

1 薬の用法とコンプライアンス … 26
- 1) コンプライアンスの評価 … 27
- 2) コンプライアンスの改善法 … 29
- 3) コンプライアンスへの影響因子 … 30
- 4) 服用忘れに対する対応 … 31

2 服用回数と薬効 … 31

3 高齢者における服薬コンプライアンス　32
1) 嚥下障害時の服薬方法　32　　2) 嚥下障害と経皮吸収型製剤　33
4 ポリファーマシー　34
◆ 薬剤師によるポリファーマシーへの介入　35

■ 国試に役立つ！チェック問題　36

第3章 日周リズムと疾患の治療　38

1 サーカディアンリズム　38
1) メラトニンの特性　40　　2) コルチゾールの日周リズム　40
2 日周リズムと疾患　41
1) 気管支喘息　41　　3) 随伴症状　44
2) 不眠症　43

■ 国試に役立つ！チェック問題　45

第4章 副作用発現とフィジカルアセスメント　47

1 副作用と薬物有害反応　47
◆ 副作用の分類　47
2 フィジカルアセスメント　48
1) 脈拍　48　　4) 呼吸　49
2) 血圧　49　　5) 意識　49
3) 体温　49
3 アナフィラキシーショック　50
1) 症状　51　　2) 治療　52
4 薬剤性肺障害（間質性肺炎）　53
◆ 間質性肺炎の原因となる医薬品　54
5 悪性症候群　55
◆ CYPの分子種と悪性症候群の特徴的症状と治療　55

■ 国試に役立つ！チェック問題　57

第5章 代表的な副作用と治療 ... 59

1 横紋筋融解症 ... 59
1) 症状 ... 60
2) 発症機序 ... 61
3) 治療 ... 61

2 偽膜性大腸炎 ... 63

3 薬剤性皮膚障害 ... 63
1) スティーブンス・ジョンソン症候群 (Stevens-Johnson syndrome：SJS) ... 63
2) 中毒性表皮壊死症 (toxic epidermal necrolysis：TEN) ... 63
3) 原因となる医薬品 ... 63

4 薬物乱用または誤用 ... 64
1) 薬物乱用の要因 ... 64
2) 薬物乱用の現状 ... 65
3) 医薬品の乱用の実態 ... 66
4) 薬物乱用頭痛 ... 67
5) 薬物依存症の薬物治療 ... 68

■ 国試に役立つ！ チェック問題 ... 69

第6章 妊婦・授乳婦の生理機能と薬物治療 ... 71

1 性差 ... 71

2 女性ホルモンと月経 ... 71

3 妊婦の生理機能 ... 72
1) 妊娠と葉酸摂取 ... 73
2) 妊婦に可能な処方薬 ... 73
3) 添付文書と服薬指導 ... 74
4) 胎盤通過性 ... 74
5) 授乳婦への薬剤移行性 ... 75
6) 妊婦で特に注意すべき薬剤 ... 75
7) 授乳婦で特に注意すべき薬剤 ... 76
8) 催奇形性と胎児毒性 ... 76
9) その他の妊娠に関わる薬剤 ... 77

4 先天異常（奇形）の発生頻度と過去の歴史 ... 78

■ 国試に役立つ！ チェック問題 ... 79

第7章 新生児・小児の生理機能と薬物治療　　81

1 小児期の規定　　81
2 生理機能　　81
    1) 吸収　　81
    2) 分布　　82
    3) 代謝　　84
    4) 排泄　　84
3 体温と発熱　　85
    1) 発熱の管理　　86
    2) 解熱薬　　86
    3) インフルエンザ治療　　86
4 嘔吐　　87
5 下痢　　88
6 小児薬用量　　88
7 剤形と治療の特徴　　89
    ■ 国試に役立つ！チェック問題　　90

第8章 肝臓疾患を有する患者の薬物治療　　92

1 肝臓の生理機能　　92
2 肝臓疾患の症候　　92
3 肝硬変　　93
    1) 症状　　93
    2) 治療　　93
4 薬物性肝障害　　95
    1) 分類　　95
    2) 症状　　95
    3) 臨床分類　　95
5 アセトアミノフェン中毒　　96
6 アカルボースによる肝障害　　97
7 心機能低下に伴う生体への影響　　98
    1) 心機能低下時の薬物動態　　98
    2) 心臓疾患時に注意すべき薬剤　　99
    ■ 国試に役立つ！チェック問題　　100

第9章 腎臓疾患を有する患者の薬物治療　103

1 腎臓の生理機能　103
◆ 腎臓疾患の症候　103

2 腎疾患と種類　104
1) 急性腎不全（acute kidney injury：AKI）　104
2) 慢性腎不全（chronic kidney disease：CKD）　106

3 薬剤性腎障害　110
■ 国試に役立つ！チェック問題　112

第10章 透析患者の薬物治療　114

1 透析導入　114
◆ 透析の目的　116

2 薬物治療　116
1) 合併症と薬物治療　116
2) 透析患者で注意すべき薬剤　119

■ 国試に役立つ！チェック問題　121

第11章 高齢者の生理機能と薬物治療の概要　123

1 高齢者の動向　123

2 高齢者の生理機能　124
1) 胃　124
2) 肝　124
3) 腎　125
4) 生体　126

3 特徴的な病因と症候　126
1) 精神機能の低下　126
2) 運動機能の低下　127
3) 各臓器の生理機能の低下　128

4 サルコペニア … 129
1) サルコペニアの要因と予防 … 129
2) 運動とアミノ酸摂取による筋タンパク質合成の促進 … 129

5 高齢者の虚弱（フレイル） … 130
1) フレイルと評価 … 131
2) 老化バイオマーカー … 131

6 要介護になる要因 … 133
1) 転倒・骨折 … 133
2) 転倒リスク … 133

■ 国試に役立つ！チェック問題 … 135

第12章 高齢者の特徴的な薬物動態と薬物治療 … 137

1 高齢者の薬物治療の背景 … 137

2 高齢者の薬物動態 … 138
1) 薬物の吸収 … 138
2) 薬物の分布 … 138
3) 薬物の代謝 … 139
4) 薬物の排泄 … 139

3 高齢者の糖尿病治療 … 140
1) 血糖コントロールの目標 … 141
2) 薬物治療の注意点 … 142

4 高齢者の高血圧治療 … 143
1) ガイドラインのポイント … 143
2) 薬物治療の注意点 … 143

■ 国試に役立つ！チェック問題 … 145

第13章 皮膚生理機能と経皮吸収型製剤の薬物治療 … 147

1 皮膚の構造と生理機能 … 147
1) 表皮 … 147
2) 真皮 … 148
3) 角層の保湿効果とトラブル … 149

2 貼付剤と経皮吸収型製剤 … 150
1) 経皮吸収型製剤の吸収 … 151
2) 皮膚の状態と経皮吸収性 … 151
3) ツロブテロール貼付剤 … 152
4) オキシブチニン塩酸塩経皮吸収型製剤 … 152
5) マトリックス型とリザーバー型 … 152

3 アトピー性皮膚炎と貼付剤 154
　■ 国試に役立つ！チェック問題 157

第14章 化学療法薬（抗がん剤・抗菌薬）の臨床薬理　160

1 抗がん剤 160
　1）がん治療の概要 ──── 160
　2）各種抗がん剤 ──── 163
　3）抗がん剤の併用療法 ──── 163
　4）支持療法と副作用 ──── 165
　5）抗がん剤の判定基準 ──── 167
　6）抗がん剤の臨床評価 ──── 167
　7）コンパニオン診断 ──── 168

2 抗菌薬 169
　1）抗菌薬治療の概要 ──── 169
　2）PK/PDについて ──── 169
　3）抗菌薬の投与時の留意点 ──── 173
　4）抗菌薬の副作用 ──── 173

　■ 国試に役立つ！チェック問題 174

第15章 特徴的な栄養状態における薬物治療　176

1 栄養障害 176
2 肥満と過栄養 176
3 やせと低栄養 177
4 がん患者の栄養管理 178
　1）がん悪液質 ──── 178
　2）がん性腹水 ──── 179
　3）末期がん患者の栄養管理
　　（悪液質を伴わない症例） ──── 179

5 好中球減少症 180
　1）概要 ──── 180
　2）抗菌薬による初期治療 ──── 181

6 褥瘡 182
　1）病態 ──── 182
　2）薬物治療 ──── 183

　■ 国試に役立つ！チェック問題 185

● 索引 187

50音順インデックス

アカルボース【食後過血糖改善薬】 ················ 102
アシクロビル【抗ウイルス薬】 ···················· 122
アドレナリン【副腎髄質ホルモン】 ················ 58
アムロジピン【Ca拮抗薬】 ························ 146
アルファカルシドール【活性型ビタミンD製剤】 ····· 122
アレンドロン酸ナトリウム【骨粗鬆症治療薬】 ······ 136
アロプリノール【痛風・高尿酸血症治療薬】 ········ 70
イリノテカン塩酸塩
　【抗がん剤（トポイソメラーゼ阻害薬）】 ········ 175
エパルレスタット【糖尿病合併症治療薬】 ·········· 37
エリスロポエチン【造血ホルモン】 ················ 113
オキシブチニン塩酸塩【過活動膀胱治療薬】 ········ 159
オセルタミビルリン酸塩【インフルエンザ治療薬】 ·· 91
オメプラゾール
　【胃酸分泌抑制薬（プロトンポンプ阻害薬）】 ···· 25
カルボシステイン【去痰薬】 ······················ 91

クロルプロマジン【抗精神病薬】 ·················· 58
ジアゼパム【抗不安薬】 ·························· 136
シタグリプチン【DPP-4阻害薬】 ··················· 146
スピロノラクトン【カリウム保持性利尿薬】 ········ 102
スボレキサント【睡眠薬】 ························ 46
タクロリムス【免疫抑制薬】 ······················ 37
テオフィリン【気管支喘息治療薬】 ················ 46
バルプロ酸ナトリウム【抗てんかん薬】 ············ 70
ピコスルファートナトリウム水和物【便秘薬】 ······ 80
フィルグラスチム【好中球減少症治療薬】 ·········· 186
フェブキソスタット【痛風・高尿酸血症治療薬】 ···· 113
フロセミド【ループ利尿薬】 ······················ 186
ミソプロストール【消化性潰瘍治療薬】 ············ 80
メロペネム水和物【カルバペネム系抗菌薬】 ········ 175
リバスチグミン【抗認知症薬】 ···················· 159
リファンピシン【抗結核薬】 ······················ 25

薬学教育モデル・コアカリキュラムとの対応表

本書は「薬学教育モデル・コアカリキュラム」の下記の到達目標（SBO）に対応した構成となっております．本書での各到達目標の番号（#00で表示）と，関連する項目ページを示しますのでご参照ください．

E 医療薬学　　E1 薬の作用と体の変化　（4）医薬品の安全性

一般目標：医療における医薬品のリスクを回避できるようになるために，
有害事象（副作用，相互作用），薬害，薬物乱用に関する基本的事項を修得する

本書での番号	到達目標	関連ページ
#01	1. 薬物の主作用と副作用，毒性との関連について説明できる	47
#02	2. 薬物の副作用と有害事象の違いについて説明できる	47
#03	3. 以下の障害を呈する代表的な副作用疾患について，推定される原因医薬品，身体所見，検査所見および対処方法を説明できる 血液障害・電解質異常，肝障害，腎障害，消化器障害，循環器障害，精神障害，皮膚障害，呼吸器障害，薬物アレルギー（ショックを含む），代謝障害	47, 59
#04	4. 代表的薬害，薬物乱用について，健康リスクの観点から討議する（態度）	64, 78

E 医療薬学　　E3 薬物治療に役立つ情報　（3）個別化医療

一般目標：薬物治療の個別化に関する基本的事項を修得する

本書での番号	カテゴリー	到達目標	関連ページ
#05	【①遺伝的素因】	1. 薬物の主作用および副作用に影響する代表的な遺伝的素因について，例を挙げて説明できる	14
#06		2. 薬物動態に影響する代表的な遺伝的素因（薬物代謝酵素・トランスポーターの遺伝子変異など）について，例を挙げて説明できる	14
#07		3. 遺伝的素因を考慮した薬物治療について，例を挙げて説明できる	14
#08	【②年齢的要因】	1. 低出生体重児，新生児，乳児，幼児，小児における薬物動態と，薬物治療で注意すべき点を説明できる	81
#09		2. 高齢者における薬物動態と，薬物治療で注意すべき点を説明できる	32, 123, 137
#10	【③臓器機能低下】	1. 腎疾患・腎機能低下時における薬物動態と，薬物治療・投与設計において注意すべき点を説明できる	103
#11		2. 肝疾患・肝機能低下時における薬物動態と，薬物治療・投与設計において注意すべき点を説明できる	92, 114
#12		3. 心臓疾患を伴った患者における薬物動態と，薬物治療・投与設計において注意すべき点を説明できる	98
#13	【④その他の要因】	1. 薬物の効果に影響する生理的要因（性差，閉経，日内変動など）を列挙できる	38, 71
#14		2. 妊娠・授乳期における薬物動態と，生殖・妊娠・授乳期の薬物治療で注意すべき点を説明できる	71
#15		3. 栄養状態の異なる患者（肥満，低アルブミン血症，腹水など）における薬物動態と，薬物治療で注意すべき点を説明できる	176
#16	【⑤個別化医療の計画・立案】	1. 個別の患者情報（遺伝的素因，年齢的要因，臓器機能など）と医薬品情報をもとに，薬物治療を計画・立案できる（技能）	23, 52, 73, 85, 87, 117, 128, 156
#17		2. コンパニオン診断にもとづく薬物治療について，例を挙げて説明できる	168

ライフステージや疾患背景から学ぶ
臨床薬理学
テーラーメイド薬物治療の基本知識と処方の実際

第1章	薬物体内動態と変動因子	14
第2章	薬効と用法	26
第3章	日周リズムと疾患の治療	38
第4章	副作用発現とフィジカルアセスメント	47
第5章	代表的な副作用と治療	59
第6章	妊婦・授乳婦の生理機能と薬物治療	71
第7章	新生児・小児の生理機能と薬物治療	81
第8章	肝臓疾患を有する患者の薬物治療	92
第9章	腎臓疾患を有する患者の薬物治療	103
第10章	透析患者の薬物治療	114
第11章	高齢者の生理機能と薬物治療の概要	123
第12章	高齢者の特徴的な薬物動態と薬物治療	137
第13章	皮膚生理機能と経皮吸収型製剤の薬物治療	147
第14章	化学療法薬（抗がん剤・抗菌薬）の臨床薬理	160
第15章	特徴的な栄養状態における薬物治療	176

第1章 薬物体内動態と変動因子

学習のPOINT

- 薬が体内に入ってからの動きを「吸収」「分布」「代謝」「排泄」に分けて知る重要性を理解する
- 剤形の多様性を知り，その薬剤が有する剤形と薬効の関係を理解する
- 遺伝子多型によって治療効果の影響を受ける薬剤を理解する

コアカリ #05～07

1 薬の作用と影響因子

　生体内に投与された薬は，患者すべてに同じ効果を示すとは限らず，薬に対する反応性には個人差が大きいことがある．薬が投与される患者は，年齢や性別をはじめさまざまな背景があり，見た目は同じような患者でも効果に差が生じるのは，生体構成成分の量やその活性，受容体への親和性などが異なるからである．これらは大きく分けると生体側の因子である（図1）．年齢で

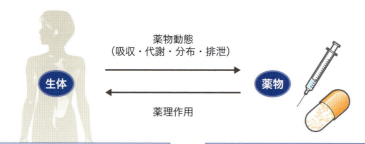

図1 ● 生体側の因子と薬物側の因子

特に重要なのは小児と高齢者であり，第7章（p81）と第11章（p123）でそれぞれ解説している．
　一方，薬物側の因子として，投与方法（投与経路，剤形，用法），投与量，併用薬なども薬の作用に影響を与える．投与経路，剤形については本項で後述する．用法については第2章（p26）を参照いただきたい．
　以下，抗がん剤であるシタラビンを例に，さまざまな因子が薬の作用にどう影響するかについて具体的に解説してみたい．

◆ シタラビンの作用と影響因子

a. 作用機序

　シタラビン（1-β-arabinofuranosylcytosine：ara-C）は，デオキシシチジン類似体であり，ara-CTPへの活性化とara-Uへの不活性化の2つの経路で代謝される（図2）．ara-CTPはDNAポリメラーゼに対してdCTP（deoxycytidine triphosphate）と競合することによってDNA合成

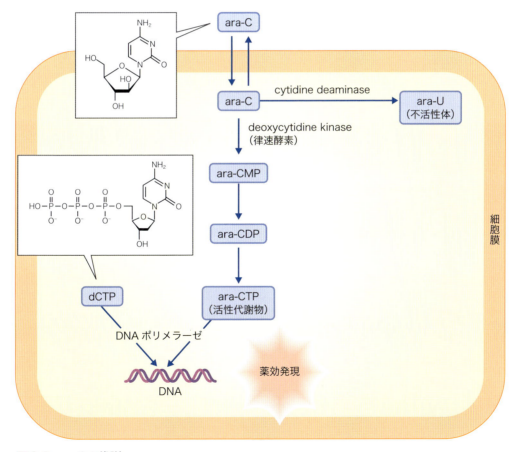

図2 ● ara-Cの代謝
ara-Cは，活性代謝物のara-CTPにまでリン酸化されて薬効を発現する．ara-CTPは，DNAポリメラーゼに対してdCTPと競合することによって，DNA合成を阻害する

を阻害する．ara-CTPの一部はポリメラーゼの作用によりDNA中に組込まれ，その結果，DNA鎖が不安定となり，DNA鎖の複製が阻害される．ara-CのDNAへの取り込み量が多いほど殺細胞効果が強く，さらに，ara-CのDNAへの組込み量と抗腫瘍効果との間に相関性が見出されているため，DNAへの組込み量がara-Cの抗腫瘍作用と相関すると考えられている．

b. 薬効に影響する要因

❶ ara-Cの挙動

ara-Cは細胞膜を介して，細胞内外を行き来する．ara-Cが低用量の場合は，主に能動輸送によって細胞内に取り込まれ，高用量の場合，受動輸送によって取り込まれる．このことからara-Cの用量によって細胞内取り込みに差がみられる可能性がある．

❷ 酵素

ara-Cは，cytidine deaminaseという酵素によってara-Uに変換されて不活性化される．また，ara-Cからara-CMPへの過程は，ara-C代謝の律速段階でdeoxycytidine kinase（dck）が律速酵素になる．つまり酵素量および酵素活性の個人差が考えられる．

❸ 併用薬

抗腫瘍薬の単剤投与では，投与量の増加に伴って正常細胞への毒性が増し，投与量に限界が生じることから，2種以上の抗腫瘍薬による併用療法が一般的である．

基礎研究から得られた結果によると，**エトポシドを同時に投与する方法**では，エトポシドは細胞外から作用してara-Cの細胞内への取り込みを抑制するため，細胞内のara-C量は低下する．エトポシドの投与により発現するDNA鎖を切断するという薬効は，ara-C投与に対してより有利な性質を有しているが，同時投与ではara-Cが細胞内へ取り込まれないという決定的な欠点が生じ，併用による効果増強に及ばないと考えられる．このマイナス効果は，ara-C量が少ない場合により著明である[1]．

エトポシド先行投与の場合は，その薬効によりara-C投与までの期間に細胞内でara-Cが有効に作用できるような状況がつくられる．つまり，エトポシドにより切断されたDNA鎖は修復過程にあり，S期細胞が特異的に上昇し，さらに，ara-C代謝の律速酵素であるdck活性が上昇している．また，エトポシドによるara-C細胞内への取り込みの抑制が解除されているため，ara-Cは迅速に細胞内に取り込まれる．このことから，ara-Cが抗腫瘍効果を発揮するのに好条件となっており，両薬剤を時間差投与することで抗腫瘍効果が増強するものと考えられている[2]．

❹ 細胞周期

腫瘍細胞は，分裂増殖をくり返していくが，有糸分裂により倍加する過程を細胞周期という．細胞周期は，G1期，S期（DNA合成期），G2期，M期（細胞分裂期）の4期にわかれる．G1期から一部は，G0期にいたるが，これを休止（静止）期といい，細胞は非増殖的な状態である．

ara-Cは，細胞周期のS期において作用する時間依存性の薬剤であるため，投与方法には，数時間かけて投与する持続点滴投与が主たる方法である．

2 薬物体内動態の概念

薬は，経口薬をはじめとして注射薬，坐薬，貼付薬などさまざまな剤形によって投与される．投与された薬剤は，循環血液中に溶解され，全身の組織に移行し，作用部位に到達し薬効を発揮する（図3）．

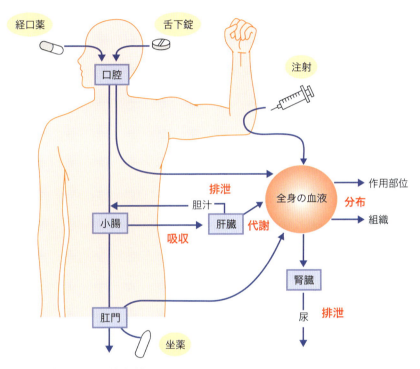

図3●薬物投与後の体内循環

薬物体内動態とは，**吸収**（absorption），**分布**（distribution），**代謝**（metabolism），**排泄**（excretion）の4つに区分して考える概念であり，それぞれの頭文字をとって**ADME**（アドメ）という．ここでは経口薬の投与を前提としてADMEを考えてみる．

1) 吸収

経口薬には，錠剤やカプセル剤など多様な剤形があるが，食道を通過して胃内に入ると薬が崩壊され，ほとんどが小腸に移行し絨毛細胞により吸収される．

図4のように小腸が正常である場合と器質的疾患がある場合とでは，吸収量が異なることが考えられる．小腸から吸収されると，薬は門脈を経て肝臓へ移行する．

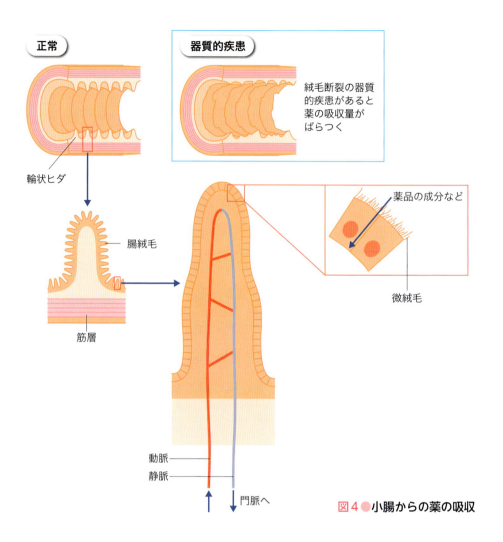

図4 ● 小腸からの薬の吸収

2) 分布

　薬はその薬効を求める臓器特異的に分布されれば副作用も減少し，身体への負担も軽減される．しかし薬は，一般的に循環血液の流れに従って全身組織へ移行していき，臓器血流量にも影響を受ける．

　薬は血液中でアルブミンと可逆的に結合して，血液中に留まる．また脂溶性薬物は，組織移行しやすく水溶性の薬物は血液中に多く，体の隅々まで分布しない．そのため**脂溶性薬物は，脂肪組織への分布の度合いが高く薬効は持続しやすい**．

　また，薬物動態学を考えるうえで分布容積という概念がある．**分布容積**（volume of distribution：Vd）とは，薬物が見かけ上，血中濃度と等しい濃度で均一に分布するとして換算した容積であり，実容積とは異なる．患者の年齢，体重，病態，遺伝的要因，環境的要因などによって異なるため，たとえ同一の用量を投与しても同じ血中濃度にならない．また，組織移行性が高く分布容積が大きくなるほど血中濃度は低くなる．ワルファリンの分布容積に対して，ジゴキシンやアミオダロンの分布容積は10倍以上を示す．

$$Vd(分布容積) = \frac{X(体内薬物量)}{C(血中濃度)}$$

3）代謝

　薬物代謝の主要臓器は，肝臓であるが，代謝酵素は消化管や皮膚にも存在する．

　薬物代謝は第Ⅰ相反応による酸化，還元，加水分解および第Ⅱ相反応の抱合による．肝細胞のシトクロムP450（CYP）の酵素群には，CYP1A2からCYP3A4など多数の分子種があり，それに対応する基質薬も多くが明らかになっている（表1）．

　第Ⅰ相の反応で代謝されると，さらに第Ⅱ相反応によってグルクロン抱合体や硫酸抱合体となり，水溶性が増し，さらに腎排泄しやすくなる．

表1 ● CYPの分類と代表的基質薬

P450分子種	基質薬
CYP1A2	イミプラミン（抗うつ薬），テオフィリン（気管支拡張薬），メキシチレン（抗不整脈薬）
CYP2A6	アセトアミノフェン（解熱鎮痛薬），バルプロ酸（抗てんかん薬）
CYP2C9	S-ワルファリン（抗血栓薬），メフェナム酸（解熱鎮痛薬）
CYP2C19	オメプラゾール（プロトンポンプ阻害薬），ジアゼパム（抗不安薬）
CYP2D6	アミトリプチリン（抗うつ薬），イミプラミン（抗うつ薬），プロプラノロール（β遮断薬），ハロペリドール（抗精神病薬）
CYP3A4	ニフェジピン（Ca拮抗薬），シクロスポリン（免疫抑制薬），タクロリムス（免疫抑制薬），リドカイン（抗不整脈薬），アミオダロン塩酸塩（抗不整脈薬），トリアゾラム（睡眠薬），クラリスロマイシン（抗生物質）

4）排泄

　薬は投与後，代謝された物質が血液を循環し，最終的には腎から排泄される．腎から排泄される薬剤は，糸球体濾過，近位尿細管分泌，遠位尿細管再吸収によって支配されている．

　分子量約5,000未満の薬剤は，糸球体濾過を受けやすいが，タンパク結合した薬剤は，糸球体濾過を受けない．また脂溶性が高いほど尿細管での再吸収を受けやすい（第9章，p103参照）．

　排泄は腎排泄のみではなく，胆汁排泄もあり，胆道感染症においては，胆汁移行性が良好な抗菌薬が選択される．

3 剤形と薬効

　医薬品には医療用医薬品とOTC医薬品とがあり，その数は数万を超え，薬効は多岐にわたる．医療現場で患者に治療を提供する薬剤師として，ライフステージに応じた適正な剤形について整理しておく必要がある．

　薬は医薬品の薬理作用が失活されず，効果が最大限で副作用が少なく，患者に適応しやすい剤形が求められる．現在ある剤形は，第十七改正日本薬局方によると30種を超えている．

　医療従事者や患者は臨床用途に合った剤形を選択したいが，薬剤が生体内への投与後，失活したり，吸収されないこともあり十分に特性を理解しなければならない．

◆ 最適な投与経路（図3も参照）

- なぜインスリンは皮下投与なのか？（図5A）→ 経口で投与されると胃酸で分解されるから
- なぜストレプトマイシンは筋肉内投与なのか？（図5B）→ 経口で投与されると腸管から吸収されないから
- なぜニトログリセリンは舌下投与なのか？（図5C）→ 経口で投与されると肝臓で代謝を受け効果が十分に得られないために舌の下に舌下錠を入れ粘膜から全身循環により吸収させる

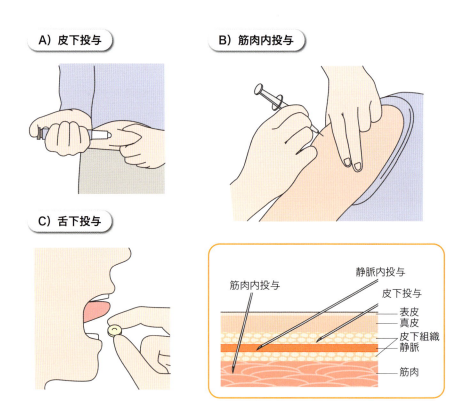

図5 ● さまざまな投与経路

薬物代謝酵素の遺伝子多型と薬剤

薬は投与しても個々人で効果が異なり，ある人では特定の薬剤が効きすぎたり，ある人では効かなかったりと個人差が認められることが明らかになっている．

現在ではpharmacogenomics（薬理遺伝学）の発展により，薬剤の投与前に患者の治療に対する応答性を評価し，薬用量の増減が決定されるようになった．

そして薬の反応性には，薬物代謝酵素の遺伝子多型が大きく関与しており，**代謝能が低いことをpoor metabolizer（PM），代謝能が高いことをextensive metabolizer（EM）**という．

1）CYP2C19と消化性潰瘍治療薬

a. 胃酸分泌抑制

現在プロトンポンプ阻害薬（proton pump inhibitor：PPI）は，オメプラゾール（OPZ），ランソプラゾール，ラベプラゾール，エメプラゾールの4種類がある．適応は，胃潰瘍，十二指腸潰瘍，胃食道逆流症（GERD），およびH.pylori除菌の補助である．

PPIは酸で活性化され，壁細胞における胃酸分泌機序を支配するH^+/K^+-ATPase（プロトンポンプ）とS-S結合することによって，プロトンポンプを不活性化し胃酸分泌を強力に抑制する．またこれらPPIは，肝のCYP2C19が主代謝酵素であるため，CYP2C19の遺伝子多型により胃酸分泌抑制効果に個人差が生じGERDの治療に影響を及ぼす．

CYP2C19のEMでは血中のOPZ濃度は，数時間で血中から消失するのに対し，PMでは，長く血中に存在する．intermediate metabolizer（IM）では，EMとPMの中間に位置する薬効を示すと考えられる．

しかし2015年に新しい機序をもつボノプラザンが発売された．カリウム競合型アシッドブロッカーであり，プロトンポンプをカリウムイオン競合的に阻害し，胃酸分泌を抑制する．本剤は，酸による活性化を必要とせず，酸に安定で持続的な酸分泌抑制効果を発揮する．また，CYP2C19を主代謝酵素とはせず，CYP3A4で代謝されるため，従来のPPIのように遺伝子多型による治療効果に対する影響は少ない．

b. H.pylori除菌療法

H.pyloriの除菌は，消化性潰瘍の発症や再発を低下させ，がん発症の減少にもかかわるため，H.pylori陽性の場合，除菌することが推奨されている．

H.pylori除菌にはわが国では，PPIにアモキシシリン（AMPC：ペニシリン系抗菌薬）1,500mgとクラリスロマイシン（CAM：マクロライド系抗菌薬）400mg or 800mgの併用が標準療法となっている．一次除菌に失敗した場合には，再度PPI，AMPC，CAMによる除菌を行い，二次除菌はCAMの代わりにメトロニタゾール（MNZ）500mgを用いる．2009年の日本ヘリコバクター学会のガイドラインでは，三次除菌療法として高用量のPPI/AMPC療法が推奨されている．

> **処方例**

初期療法（①，②の単独か併用）
　①ラベプラゾール（20mg）またはエメプラゾール（20mg）またはボノプラザン（20mg）
　　1日1回，朝食後
　②レバミピド（100mg）1日3回，毎食後

H.pylori 除菌療法（①〜③すべて併用）
　①ラベプラゾール（20mg）またはエメプラゾール（20mg）またはボノプラザン（20mg）
　　1日2回，朝・夕食後 7日間
　②クラリスロマイシン（200mg）1日2回，朝・夕食後 7日間
　③アモキシシリン（750mg）1日2回，朝・夕食後 7日間

二次除菌（①〜③すべて併用）
　①ラベプラゾール（20mg）またはエメプラゾール（20mg）またはボノプラザン（20mg）
　　1日2回，朝・夕食後 7日間
　②メトロニダゾール（250mg）1日2回，朝・夕食後 7日間
　③アモキシシリン（750mg）1日2回，朝・夕食後 7日間

解 説
・初期療法の防御因子増強薬では，他にテプレノン，スクラルファート，ゲファルナートなどがある．
・H.pylori 除菌療法では，7日間の服薬は必須条件であり，服用忘れにより除菌ができないことになる．

2）N-アセチルトランスフェラーゼ2（NAT2）とイソニアジド

a. 結核の概要

　結核は世界でも感染率の高い感染症で，WHO（世界保健機構）によると，2009年には世界で940万人の結核患者が新しく発生したとされている．結核は，途上国を中心として増加傾向にあり，さらに不適切な治療が耐性菌を増加させており，現在世界的に薬剤耐性が問題となっている．
　イソニアジド（isoniazid：INH）とリファンピシン（rifampicin：RFP）の両剤に対して耐性をもつ結核を多剤耐性結核（multidrug-resistant tuberculosis：MDR-TB）という．多剤耐性結核は治療に難渋するため，イソニアジドの遺伝子多型やリファンピシンの酵素誘導などを考慮して治療を適切に行い，確実に治療を終了させなければならない．
　他の結核治療薬として内服薬では，ピラジナミド，エタンブトール，エチオナミド，サイクロセリン，アルミノパラアミノサリチル酸カルシウムがあり，注射薬では，ストレプトマイシン，エンビオマイシン，カナマイシンなどがある．

b. 処方例

　NATは，NAT1とNAT2の2つの分子種があり，NAT2の遺伝子多数がイソニアジドの薬物代謝にかかわっている．

NAT2の特性が高いものをrapid acetylator（RA），低いものをslow acetylator（SA），その中間をintermedcate acetylator（IA）という．

処方例

＜①②を併用＞
①イソニアジド（INH）（400mg）1日1回，朝食後
②リファンピシン（RFP）（450mg）1日1回，朝食後

解 説

- SAの場合INHとRFPの併用によって，特に肝機能障害に注意する必要がある（図6）．
- SA患者であればINHの投与量は下げ，RA患者であればINHの投与量を上げることを考慮する．
- INHによる末梢神経障害の発現に対しては，ピリドキサール（ビタミンB_6）が有効である．
- RFPはCYP3A4の薬物代謝酵素活性を誘導することが知られており，トリアゾラムなどを併用すると効果が減弱するので注意する．

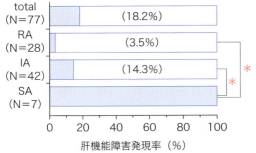

図6 ● NAT2遺伝子多型と肝機能障害発現率
結核患者におけるRFPとINHとの併用療法において，NAT2遺伝子多型と肝機能障害の出現頻度との関連性を検討した結果，SAでは有意に肝機能障害の発症が多いことが判明した
（文献3より引用）

文献

1) Ooi, K et al：Enhanced incorporation of 1-beta-D-arabinofuranosylcytosine by pretreatment with etoposide. Cancer Invest 11：388-392, 1993

2) Ooi K, et al：Increased deoxycytidine kinase activity by etoposide in L1210 murine leukemic cells. Biol Pharm Bull 19：1382-1383, 1996

3) Ohno M, et al：Slow *N*-acetyltransferase 2 genotype affects the incidence of isoniazid and rifampicin-induced hepatotoxicity. Int J Tuberc Lung Dis 4：256-261, 2000

チェック問題

問題

☐ ☐ **Q1** プロトンポンプ阻害薬を増量する必要性がある患者として正しいものはどれか
1. poor metabolizer
2. slow metabolizer
3. proton inhibitor
4. extensive metabolizer
5. rapid acetylator

☐ ☐ **Q2** 酵素誘導に関する記述として<u>誤っている</u>ものはどれか
1. 薬物代謝酵素は主に小腸と肝臓に発現している
2. 薬物代謝酵素の発現量が増加する
3. イソニアジドは酵素誘導作用をもつ
4. 腸管や肝臓の薬物代謝活性が亢進する
5. 薬物血中濃度が減少し効果が減弱する

☐ ☐ **Q3** N-アセチルトランスフェラーゼのslow acetylatorの患者に投与すると，副作用（末梢神経障害）が発現しやすい薬物はどれか
1. リファンピシン
2. イソニアジド
3. トリアゾラム
4. ピリドキサール
5. プロプラノロール

☐ ☐ **Q4** テーラーメイド医療に関する記述で<u>誤っている</u>ものはどれか
1. 個別化医療ともいう
2. 患者個々の遺伝的体質を治療に反映させたもの
3. 血中濃度測定に基づいて投与量を決める治療法
4. ヒトゲノム情報を活かし薬物の応答性を解明する
5. 薬の効果が見込める患者が選別できる

☐ ☐ **Q5** 結核に対する治療薬として<u>誤っている</u>ものはどれか
1. イソニアジド
2. エタンブトール
3. ストレプトマイシン
4. ピラジナミド
5. アムホテリシンB

解答と解説

A1 正解：4
p21参照．

A2 正解：3
p22参照．薬物代謝酵素は，肝臓だけでなく，小腸や皮膚にも存在している．酵素誘導が起こると薬物代謝が促進され活性代謝物の薬効が増強する．薬物酵素誘導作用のある薬物は，それほど多くなくリファンピシン，カルバマゼピンなどである．

A3 正解：2
p22参照．

A4 正解：3
テーラーメイド医療は，個人の遺伝的体質を解析したデータに基づいて薬剤の選択や投与量が設定されるものである．血中濃度は，遺伝的体質で影響を受ける面もあるが，過少および過量投与のように個人の意志が影響する面が大きく，テーラーメイド医療の概念としては適切ではない．

A5 正解：5
p22参照．

- **オメプラゾール【胃酸分泌抑制薬（プロトンポンプ阻害薬）】**(p21参照)

  壁細胞にあるH^+（水素イオン）は，プロトンポンプ（H^+K^+-ATPase）によって胃の内腔に分泌される．オメプラゾール（ラベプラゾール，ランソプラゾール，エソメプラゾール）は，プロトンポンプを非可逆的に阻害して，胃酸分泌を抑制する．

  プロトンポンプ
  生体膜においてATPをエネルギーとしてH^+を能動輸送する機能をいい，主に胃の壁細胞に存在する．

- **リファンピシン【抗結核薬】**(p22参照)

  リファンピシンは，細菌のDNA依存性RNAポリメラーゼに選択的に作用し，RNA合成を阻害する．また肝において主にCYP3A4の酵素誘導作用がある．

第2章 薬効と用法

学習のPOINT

- コンプライアンスの評価について説明できる
- 薬物血中濃度とコンプライアンスについて説明できる
- 高齢者における服薬とコンプライアンスについて説明できる

コアカリ #09

1 薬の用法とコンプライアンス

　各薬剤には薬理作用や薬物動態の観点から用法が規定されており，処方箋発行時には必ず記載される．

　用法とは薬剤を使用するタイミングのことであり，具体的には，「食前」「食後」「食間」「起床時」「就寝前」「食直前」「食直後」などがある．表1に各用法と代表的な薬剤を示す．

　薬の用法は，添付文書に記載されているが，患者の生活リズムに基づいて決める場合や，患者の服薬状況あるいは，多剤併用時の相互作用回避を目的として決める場合もある．

表1 ●各用法と代表的な薬剤

用法	代表的な薬剤
起床時	アレンドロン酸など　ビスホスホネート製剤
朝食前または朝食後	イプラグリフロジン，エンパグリフロシンなど　SGLT2阻害薬
食前	ドンペリドン，メトクロプラミド，モサプリド（または食後）など　胃腸機能調整薬 グリベンクラミド，グリメピリドなど　スルホニル尿素薬
食直前	アカルボース，ボグリボースなど　α-グルコシダーゼ阻害薬 ナテグリニド，ミチグリニドなど　速効型インスリン分泌促進薬
食直後	イコサペント酸エチル　脂質異常症治療薬
食間	漢方薬
就寝前	ゾピクロン，ラメルテオン，スボレキサントなど　非ベンゾジアゼピン系睡眠導入薬

しかし，このように患者に応じ，かつ添付文書に基づいて用法を決めても，コンプライアンスの遵守がされなければ治療にばらつきが生じ，効果と副作用のバランスが悪くなる．そのため用法遵守に関して，重要度を見据えた服薬指導を行わなければならない．

1) コンプライアンスの評価

a. 患者からの直接聴取

服薬コンプライアンスとは，指示された用法に従い，正確に服用することをいう．

患者がどれくらいコンプライアンスを遵守しているかについては，不明なところが多い．

コンプライアンスを確認する定量的な測定方法はいまだになく，従来行われてきた病院受診時や薬局に来局した際に，服薬中の薬の残数をチェックする方法が多い．

❖ 服薬アドヒアランスの評価

またアドヒアランスとは患者が積極的に治療方針の決定を理解し，その決定に従って治療を受ける姿勢をいう．服薬アドヒアランスは，MMAS-4（表2）によって評価することが可能である．

表2 ● MMAS-4（morisky medication adherence scale）

MMAS-4は患者自身の認識により服薬行動を見ることができる尺度である	
1. 薬を飲み忘れたことがある	はい・いいえ
2. 薬を飲むことに関して無頓着である	はい・いいえ
3. 調子がよいと薬を飲むことをやめることがある	はい・いいえ
4. 体調悪いと薬を飲むことをやめることがある	はい・いいえ

上記の4項目に対して「はい/いいえ」で回答し，「はい」を1点，「いいえ」を0点として加算した合計点で評価する．
〈合計〉0点：良　　1〜2点：やや良　　3〜4点：不良

b. 薬物血中濃度の測定

薬物治療を効果的に行いかつ副作用を回避する目的で，**治療薬物モニタリング（therapeutic drug monitoring：TDM）**が行われることがある．TDMの対象薬物を表3に示す．こうしたモニタリングはコンプライアンスの評価にも活用できる．

治療濃度域が狭い薬物の場合は，薬物血中濃度が有効濃度域に入っているかどうか調べて，薬物投与量あるいは投与間隔の調整を行う．

TDMが有効な場合として，以下があげられる．

① 有効治療域が狭く重篤な副作用がある
② 用量と血中濃度の関係において個人間変動が大きい（ジギタリスなど）
③ 疾患の急激な悪化（特に肝・腎など）
④ 併用薬剤の影響の確認

表3 ● TDM対象薬物名（測定薬物・代謝物名）

ジギタリス製剤	ジゴキシン
テオフィリン製剤 （アミノフィリンを含む）	テオフィリン
不整脈用剤	アプリンジン，アミオダロン（活性代謝物モノデスエチルアミオダロン），ピルジカイニド塩酸塩，キニジン，コハク酸シベンゾリン，ジソピラミド，ソタロール，ピルメノール，フレカイニド，プロパフェノン，プロカインアミド（活性代謝物N-アセチルプロカインアミド），ベプリジル，メキシレチン，リドカイン
抗てんかん薬	アセタゾールアミド，エトスクシミド，ガバペンチン，カルバマゼピン，クロナゼパム，クロバザム，ジアゼパム，スルチアム，ゾニサミド，トピラマート，トリメタジオン，ニトラゼパム，バルプロ酸ナトリウム，フェニトイン，フェノバルビタール，プリミドン，遊離フェニトイン，遊離バルプロ酸ナトリウム，ラモトリギン，レベチラセタム
アミノ酸糖体抗生物質	アミカシン，アルベカシン，ゲンタマイシン，トブラマイシン
グリコペプチド系抗生物質	テイコプラニン，バンコマイシン
トリアゾール系抗真菌薬	ボリコナゾール
免疫抑制薬	エベロリムス，シクロスポリン，タクロリムス水和物，ミコフェノール酸モフェチル
サリチル酸系製剤	サリチル酸
抗悪性腫瘍剤	イマチニブ，エベロリムス，メトトレキサート
ハロペリドール製剤	ハロペリドール
ブロムペリドール製剤	ブロムペリドール
リチウム製剤	炭酸リチウム

⑤ 代謝酵素の誘導（カルバマゼピン，リファンピシンなど）の確認
⑥ 用量変更後の血中濃度の変化観察
⑦ コンプライアンスの確認

特定薬剤治療管理料
- 投与薬剤の血中濃度を測定し，その結果に基づき当該薬剤の投与量を管理した場合，月1回に限り算定し，保険請求できる
- 本管理料には，薬剤の血中濃度測定，当該血中濃度測定に係る採血および測定結果に基づく投与量の管理に係る費用が含まれるものであり，ひと月のうちに2回以上血中濃度を測定した場合であっても，それに係る費用は別に算定できない
- 薬剤の血中濃度，治療計画の要点を診療録に記載する

薬物反復投与時の血中濃度と薬効の関係
　緊急時や頓用で用いる以外は，薬の多くは反復して経口投与される．くり返すたびに血中濃度の上下をくり返しながら徐々に血中濃度が上昇し，定常状態となる（図1）.

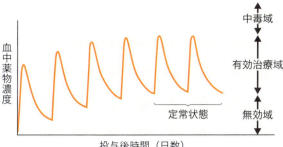

図1 ● 薬物反復投与時の血中濃度

症例

70歳代，女性，体重45kg　1年前よりうっ血性心不全で治療中

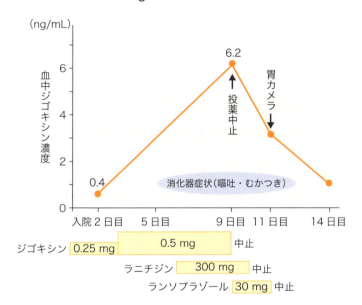

図2 ● ジゴキシンの副作用を血中濃度で明らかにした症例

胸苦感を訴えたために入院したが，血中ジゴキシン濃度が低く（図2），また服薬コンプライアンスが不良であることがわかった．服薬を毎日継続したところ，消化管症状を訴えたために胃の精査が行われたが，後にジゴキシンの副作用であることが判明した．

2) コンプライアンスの改善法

a. 患者教育

　　口頭で服用方法を伝えるのみでなく，カラーでイラスト入りのわかりやすい情報提供書を使用する（図3）．患者は，小児から成人，さらに高齢者まで年齢幅が広いため，それぞれに応じた伝わりやすい情報提供を施行する必要がある．

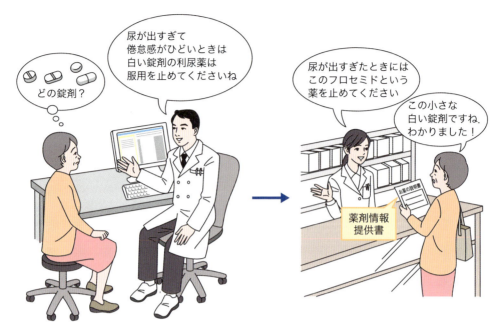

図3 ● 医師および薬剤師からの情報提供

b. 包装形状

高齢者で認知機能が低下しているような場合，一包化調剤が有用である．しかし，多剤併用により自己調節が必要な場合，一包化の包装から間違えて錠剤やカプセルをとり出してしまうこともある．したがって服薬を見守るキーパーソンが薬剤管理を行うことが重要である．

3) コンプライアンスへの影響因子

医師・薬剤師は，原則患者の服薬の状況を都度確認したうえで，薬物治療管理を行っていく．
【例】薬剤の服用による副作用で身体が不調 → 自己判断で中止 → 副作用はなくなるが，薬効も現れていない → このことを患者が伝えず薬が効いていないと判断 → 投与量増量 → この日から患者がコンプライアンスを遵守する → 薬効に加えて副作用がより強く出る…ということが特に高齢者でみられる

❖ 服薬コンプライアンスに影響する因子
① 患者の医薬品への信頼感
② 患者の病態への認識度
③ 服薬時間の設定と患者の生活リズムとの相違
④ 処方薬に対する服薬説明と患者の理解
⑤ 薬剤数と用法の複雑さ
⑥ 製剤の適用しやすさ
⑦ 服薬援助のキーパーソン（支援や介護が必要な場合）

患者の生活リズムに合わない用法がコンプライアンス不良をもたらし，飲み忘れにつながる．次項に飲み忘れた場合にどのように対応するか について示す．

4) 服用忘れに対する対応

以下に服用忘れへの対応例を示す．

対応例

例1）アムロジピンベシル酸塩（5mg）1日1回朝食後

毎日7時頃服用しているが，飲み忘れに11時頃気づいた．

患者対応

長時間作用型のCa拮抗薬であり，気づいた時点で服用することが望ましい．

例2）エパルレスタット（50mg）1日3回毎食前

食後の吸収が悪いため，食前に服用すべき薬剤であり，毎日7時頃服用しているが，飲み忘れに11時頃気づいた．

患者対応

アルドース還元酵素を阻害し，ソルビトールの神経への蓄積を抑制する薬剤であり，血糖値を低下させる薬ではないため，服用忘れで症状が急激に悪化する可能性は低く，あわてて服用しなくても，次回から服用忘れのないように指導することで特に問題ない（「薬理を学ぼう」p37参照）．

例3）アカルボース（30mg）1日3回毎食直前

食前服用するのを忘れた．二糖類から単糖類へ変換するα-グルコシダーゼを阻害するため，食直前に服用すべき薬剤であり，食後に服用しても効果は低く，食後過血糖の抑制があまり期待できない．

患者対応

α-グリコシダーゼ阻害薬のため，食後に服用しても効果は半分ほどしか見込めないが，1つの目安として食後30分以内であれば服用するように指導する．

2 服用回数と薬効

シメチジンはH_2受容体に拮抗的に働くことにより強力な胃酸分泌抑制作用を示す．

添付文書によると，内服では「胃潰瘍，十二指腸潰瘍に対して，通常，成人にはシメチジンとして1日800mgを2回（朝食後および就寝前）に分割して経口投与する．また，1日量を4回（毎食後および就寝前）に分割もしくは1回（就寝前）投与することもできる」と記載されている．

a. 夜間分泌に対する影響

　十二指腸潰瘍患者では健常人に比べ夜間の酸分泌が亢進している．十二指腸潰瘍患者の夜間胃酸分泌に対するシメチジン200mgと300mgの効果をみると，それぞれの胃酸分泌抑制率は酸分泌量で71.7％，94.0％である．胃酸分泌抑制作用の持続時間は，それぞれが4時間，6時間であり，200mgより300mgの方が抑制効果および抑制作用の持続時間は良好な結果であるが，2用量間に有意差は認められていない．

b. 用法の検討

　シメチジン1回200mgを1日4回投与した場合と，1回400mgを1日2回投与した場合の胃酸pHの変動を比較すると，両者に大きな差は生じなかった．したがって，1日量が同じであれば1日2回の服用で胃酸pH抑制効果は十分良好でありコンプライアンスのうえで服用回数の少ない2回および1日1回（就寝前）がより望ましい．

3　高齢者における服薬コンプライアンス

　超高齢社会である本邦では，高齢者が薬の自己調節を行っている実態の把握が急務であり，残薬の問題がクローズアップされている．

　高齢者の疾患は，完全に治癒することが少なく，長期的な治療を必要とする慢性疾患であることが多い．運動機能障害は，患者の日常生活活動（activities of daily living：ADL）やquality of life（QOL）を低下させ，薬を飲むこと自体や飲むための動作（錠剤をシートから出す，薬の袋を破る，目薬をさすなど）にも影響して薬の服薬や使用を困難にしている場合も少なくない．嚥下能力が低下すると，栄養が十分に摂取できなくなって低栄養状態に陥り，免疫力が低下して感染症にかかりやすくなる．また，嚥下障害が重度になると経管投与など介助者の負担も大きくなる．さらに，認知症やうつ病，脳卒中後の高次脳障害などによって起こる心理面や人格の変化，記憶力の低下などを伴うとコンプライアンス維持はより困難になる．

1）嚥下障害時の服薬方法

　嚥下障害があっても薬を飲む欲求が高い場合，服薬の工夫が必要となる．嚥下障害は，鼻からチューブを入れる経管投与をイメージしやすいが，食べる楽しみを失わないために，障害が軽度であれば食物形態を工夫してできる限り食べられるようにする．そのため薬も経口となる．しかし障害が中等度から重症になると，誤嚥性肺炎の予防のため，栄養チューブや胃瘻を使用するようになることが多くなる．

　また，食事の場合，最も誤嚥しやすい食物形態は水であり，嚥下しやすい食物形態は，ゼラチンゼリーやプリンである．嚥下障害があっても切り方，ミキサーを使う，とろみを付けるなどの工夫をすることで経口摂取が可能となる．

　薬をゼリーに包むと錠剤のままでもつるりと丸呑みできることが多い．

さらに，後述する簡易懸濁法で錠剤を崩壊・懸濁させてとろみをつけて内服する方法もある．錠剤を湯呑みやコップに入れ，簡易懸濁法の要領で温湯 20 mL 程度に錠剤を崩壊・懸濁させ，市販されている各種造粘剤を使用してとろみ水にして服用する．

簡易懸濁法

錠剤を粉砕したりカプセルを開封したりしないで，投与時に錠剤やカプセル剤をそのまま約 50℃の温湯に入れて撹拌し，最長 10 分間放置して薬を崩壊・懸濁させ，経鼻チューブまたは胃瘻・腸瘻から薬を投与する方法である．

高齢者の服薬コンプライアンスを支援する工夫を表 4 に示す．

表4 ● 高齢者の服薬コンプライアンスを支援する工夫

薬剤の選択	内服の方法
・外用剤（経皮吸収型製剤）に変更する ・服用回数の少ない薬剤に変更する ・患者に合った錠剤の大きさに変更する ・ドライシロップやゼリー剤に変更する ・水剤に変更する	・ゼリーに包む ・オブラートに包む ・錠剤やカプセルを粉砕する（効果が失われるものもあるので注意[※1]） ・簡易懸濁法を利用する

※1 ニフェジピンカプセルは以前，緊急性の高い高血圧患者に対して，ハサミでカプセルを切り，油状の薬剤を舌下で投与する方法を施行していた．しかし，急激な降圧作用が示されショック状態を呈する患者も多く，現在では行えない方法である

2）嚥下障害と経皮吸収型製剤

経皮吸収型製剤は，皮膚に貼付するために主成分が肝臓での初回透過効果を受けずに，迅速に全身の循環血液中へ移行する．そのため経皮吸収型製剤は，経口投与が困難な患者には治療上有用性が高い（表 5）．

ただし，経皮吸収型製剤と経口薬では吸収速度や力価に違いがあり（第 13 章，p152 参照），また経皮吸収型製剤では貼りっぱなしなどのリスクもあるが，一方でコンプライアンスが確認しやすいメリットがある．

表5 ● 貼付剤

血管拡張薬	イソソルビド硝酸塩，ニトログリセリン	パーキンソン病治療薬	ロチゴチン
麻薬鎮痛薬	フェンタニル，フェンタニルクエン酸塩	更年期障害	エストラジオール，酢酸ノルエチステロン
β_1 遮断薬	ビソプロロールフマル酸塩	アルツハイマー型認知症治療薬	リバスチグミン
非麻薬性鎮痛薬	ブプレノルフィン塩酸塩	過活動膀胱治療薬	オキシブチニン塩酸塩
気管支拡張薬	ツロブテロール塩酸塩	禁煙補助薬	ニコチン

4 ポリファーマシー

ポリファーマシーとは「多剤併用・多剤処方」のことであり，最近は「多剤併用・処方に伴う問題」を含めていうこともある．

複合的な症状の訴えや疾患に対して，薬剤使用が根拠に基づいて適切に治療されている場合は問題ない．しかし薬剤管理が不十分であったり，重複受診などの背景があり，複数の薬剤が不適切に処方されて，それに伴い相互作用や副作用の発現が予測され，目的とする薬物治療効果が得られない場合に問題となる（図4）．

東京大学老年病科の2,412名の患者データでは，服用薬剤が6剤以上で薬物有害事象の頻度が高まることが示されている（図5）．

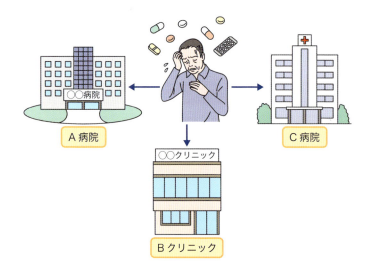

図4 ● ポリファーマシーの問題点

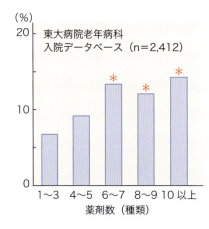

図5 ● 多剤処方と薬物有害事象の頻度
（文献1より引用）

◆ 薬剤師によるポリファーマシーへの介入

a. 症状の訴えが多いことの理解

【例】食欲不振に対してスルピリドが処方された → その後，手の震えや脱力感が増し，抗パーキンソン病薬や抗不安薬が追加された．ここですでに5剤となった．その後，頭痛や不眠も増していき9剤まで服用薬が増えた．

このように副作用に対してその症状を打ち消すために処方追加がされるケースも多く，減薬対策に介入していく必要性が高まっている．

b. 残薬対策

服用していない薬を正確に把握するために，投薬時に残薬状況をチェックする．診療時に病態の改善が見込めない要因に，そもそもコンプライアンスが厳守されず，服用していないことを疑うことも重要である．

c. 老年症候群

高齢者の病態や訴えの背景に，老年症候群がある．老年症候群は，高齢者特有の食欲不振，低栄養，ふらつき，転倒，めまい，うつ，認知機能低下などである．症状の訴えが老年症候群か薬の服用によるものかフィジカルチェック等駆使して医師との情報共有を行うことが必要である．

文献

1) Kojima T, et al：High risk of adverse drug reactions in elderly patients taking six or more drugs: analysis of inpatient database. Geriatr Gerontol Int 12：761-762, 2012

チェック問題

問題

☐☐ **Q1** エパルレスタットの用法として正しいものはどれか
1. 食前
2. 食後
3. 食直後
4. 眠前
5. 起床時

☐☐ **Q2** アカルボースの用法として正しいものはどれか
1. 起床時
2. 食直前
3. 食前
4. 食後
5. 眠前

☐☐ **Q3** TDM対象薬剤として該当しないものはどれか
1. ジコキシン
2. テオフィリン
3. アミオダロン
4. ジアゼパム
5. リチウム

☐☐ **Q4** ニフェジピンの薬効として正しいものはどれか
1. 抗不整脈薬
2. 抗不安薬
3. 血圧降下薬
4. 血糖降下薬
5. 抗凝固薬

☐☐ **Q5** 貼付剤の剤形を有さない薬剤はどれか
1. ニトログリセリン
2. ビソプロロール
3. テストステロン
4. エストラジオール
5. オキシブチニン塩酸塩

解答と解説

A1 正解：1
p31参照.

A2 正解：2
p31参照.

A3 正解：4
p28参照.

A4 正解：3
ニフェジピンはCa拮抗薬でアムロジピンと同じクラスⅣ群に属する（p33参照）.

A5 正解：3
p33参照. テストステロンの剤形には，経口薬，注射薬がある.

- **エパルレスタット【糖尿病合併症治療薬】**(p31参照)
 エパルレスタットは，グルコースからソルビトールへの変換を担うアルドース還元酵素を阻害し，神経内のソルビトール蓄積を抑制する（図6）.

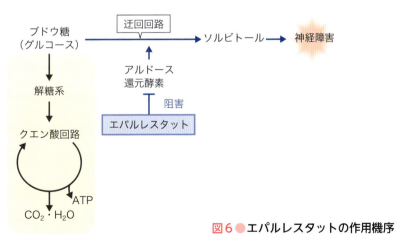

図6 ● エパルレスタットの作用機序

- **タクロリムス【免疫抑制薬】**(p28参照)
 タクロリムスは，FKBP（FK506結合タンパク）と複合体を形成してカルシニューリンを阻害し，T細胞由来のサイトカイン（IL-2，IL-6，TNFαなど）の産生を抑制する.

第3章 日周リズムと疾患の治療

学習のPOINT

- サーカディアンリズムについて説明できる
- 日周リズムの障害と疾患について説明できる
- 睡眠障害（不眠症）について説明できる

コアカリ #13

1 サーカディアンリズム

　ヒトは，一般的に体内時計（時間遺伝子）によって制御されており，さまざまな生体リズムがその影響を受けている．またヒトには，24時間周期でみられるサーカディアンリズムとよばれる生理現象変動（自律神経調節，血圧変動など）が存在する．サーカディアンリズムをコントロールしている中枢が脳の視交叉上核に存在する体内時計である．また，体内時計は，24時間よりも長いといわれており，外部環境の24時間に同調するように，サーカディアンリズムがコントロールされている．

　図1のように，血圧は，起床前から起床後に上がり，夕方から夜にかけて下がる．これは起床

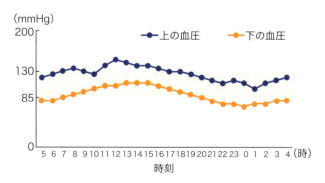

図1 ● 1日の血圧推移例

時から身体を活動的な状態にする交感神経系が徐々に優位になり，睡眠時には身体を休めるように働く副交感神経が優位になるためである．したがって夜更かしを続けると，血圧のサーカディアンリズムに狂いが生じ，これによりホルモンバランスも乱れ，血圧が不安定な状態が継続し高血圧症へと移行していく．つまり，サーカディアンリズムは，一定でない就寝時刻や起床時刻によって乱れはじめ，睡眠障害をはじめとした精神系疾患はもとより，自律神経で支配されているあらゆる臓器に関連する病気の発症につながっていく．

朝の光刺激は，網膜経由で視交叉上核の体内時計を調整し，松果体からのメラトニンの分泌を抑制し，セロトニンの産生を促進する．その結果，交感神経の活性化，副腎皮質ステロイドホルモンの分泌が引き起こされる（図2）．夜になると，体内時計の指令でメラトニンの分泌，副交感神経の活性化，副腎皮質ステロイドホルモンの分泌抑制が起こり，睡眠へと導かれる．メラトニンは，図3に示すように，セロトニンから合成され，朝の光刺激の約15時間後に分泌される．

睡眠と覚醒には，生体現象変動を司どる24時間周期のサーカディアンリズム機構と，覚醒時疲労に対して休息として睡眠を確保する恒常性維持（ホメオスタシス）機構の両者が関与している．

睡眠は，最も眠りの浅い段階1から最も深い段階4，およびレム睡眠の5つの段階に分類される．段階1から4をあわせてノンレム睡眠期とよぶ．段階1と2をあわせて浅い睡眠期，段階3と4をあわせて深い睡眠期（徐波睡眠期）とよぶ．レム睡眠では，脳からの指令が遮断されることで脳の弛緩がはじまり，ノンレム睡眠では大脳の活動低下が顕著になる．

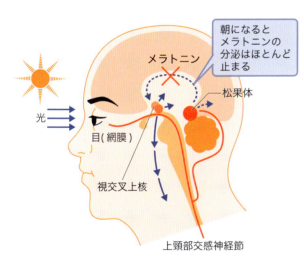

図2● サーカディアンリズムのしくみ
メラトニンは睡眠ホルモンとも呼ばれる
メラトニンの分泌は光によって調節されている

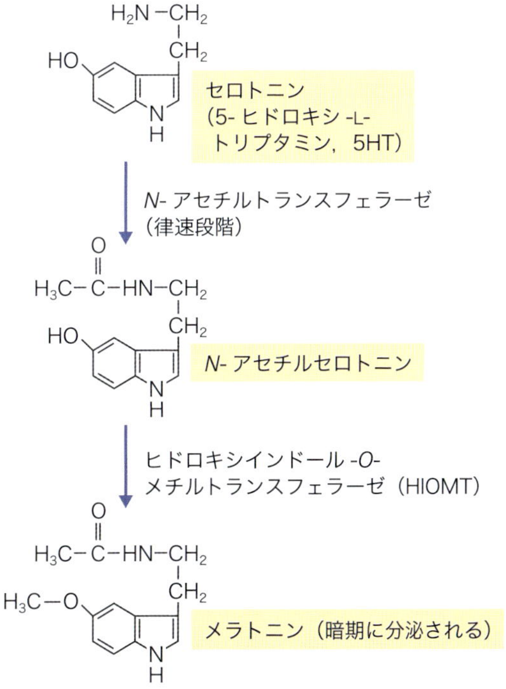

図3● メラトニンの合成

睡眠障害の1つにナルコレプシーという疾患があるが，これは正常な睡眠・覚醒のパターンが維持できずに，過眠状態やレム睡眠関連症状，睡眠の分断化が出現するものである．治療薬には，メチルフェニデートが有効である．

1) メラトニンの特性

メラトニンは，日中は血中濃度が低く，夜間にかけて上昇し，メラトニン受容体に伝達されて睡眠誘導をもたらす．
① 朝の太陽光による視神経刺激の15時間後にメラトニンの産生が増大する．
② 加齢とともにメラトニン濃度は減少する．そのため高齢者では睡眠時間が減少し，不眠傾向が強くなる．

❖ 主な睡眠導入薬
▶ ラメルテオン（メラトニン受容体作動薬）
脳内のメラトニン受容体に作用し，体内時計を介して睡眠を促す．
▶ スボレキサント（オレキシン受容体拮抗薬）
生理活性ペプチドであるオレキシンは，覚醒機能を維持し，摂食行動にも関与する（「薬理を学ぼう」p46参照）．スボレキサントはオレキシンがオレキシン受容体に結合するのを阻害することで覚醒状態から睡眠へと移行させる．

2) コルチゾールの日周リズム

副腎皮質から天然の糖質コルチコイドとして，コルチゾールが分泌されている．コルチゾールは，糖代謝，脂質代謝，タンパク代謝，免疫系，血液系等に関与するとされ，血液を介して体内循環し，ほとんどすべての組織に作用している．

コルチゾールの分泌は，視床下部—脳下垂体—副腎皮質により調節されている．視床下部から分泌される副腎皮質刺激ホルモン放出ホルモン（corticotropin-releasing hormone：CRH）が脳下垂体前葉の副腎皮質刺激ホルモン（adrenocorticotropic hormone：ACTH）の放出を刺激し，ACTHが副腎皮質からのコルチゾールの分泌を刺激する．さらに，血清コルチゾールが上昇するとフィードバック制御機構が働き，コルチゾールの分泌が減少する（図4）．

血中コルチゾール濃度は，24時間のサーカディアンリズムに依存して増減する．**内因性のコルチゾールの最小分泌は，おおよそ夕刻から深夜にかけてであり，最大分泌は，早朝時に最も高まる．**このことは，合成副腎皮質ホルモン剤の投与時の考慮や副作用発現に関して非常に重要である．つまり，プレドニゾロン（合成副腎皮質ホルモン剤）を大量に夕食後に投与したならば，ACTHの早朝時の分泌が抑制され，副腎萎縮の誘発の可能性がある．

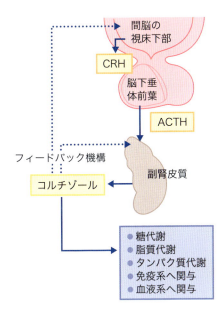

図4 ●コルチゾールの分泌の調整

処方例

46歳,男性　潰瘍性大腸炎
　プレドニゾロン錠 5mg　朝6錠 夕2錠（1日8錠），1日2回，朝夕食後

解説
- 本処方において，例えば朝4錠 夕4錠の用法になると，不眠や興奮などの精神神経系の副作用発現の可能性が高まる．
- プレドニゾロンを中心としたステロイド治療では，疾患によって薬用量の幅がみられる．
- 一般的に炎症の強い潰瘍性大腸炎では，40mg/日以上の大用量が投与されるケースが多いが，関節リウマチのように，慢性的な疾患では5mg/日程度の用量設定で用いられることが多い．
- 他には，短期間に大量投与したり，隔日投与などの投与方法もある．
- また，ステロイド治療開始後，使用が長期にわたり，その後症状が軽快した場合，減量を行う．
- しかし他の薬剤のようにステロイドを急に中止すると，症状の再燃や悪化がみられることがあるため，徐々に時間をかけて漸減していく．

2　日周リズムと疾患

1) 気管支喘息

　気管支喘息患者の対象は，小児に多いが，最近では成人から高齢者まで増えている．
　症状の増悪は，深夜から早朝にかけて起こるため，就寝前の薬物コントロールが重要である．

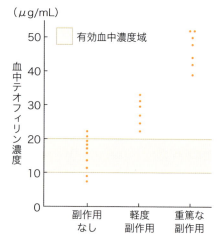

図5 ● 血中テオフィリン濃度と副作用の重篤度

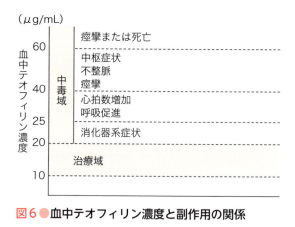

図6 ● 血中テオフィリン濃度と副作用の関係

代表的な治療薬として，テオフィリンがあり，薬理作用はホスホジエステラーゼⅢ，Ⅳ，Ⅴを非特異的に阻害し，気道平滑筋の弛緩ならびに気道炎症抑制作用を示す．

一方で，呼吸中枢刺激作用を示すため，新生児の場合は，低めに血中濃度域が設定される．

血中テオフィリン濃度20μg/mL以上では，消化器症状や心拍数の上昇が出現し，**40μg/mL以上では，中枢症状，不整脈，痙攣など重篤性が高まり死亡に至ることもある**（図5，6）．

また気道系は，アドレナリンβ_2受容体が広く分布しているので，プロカテロール塩酸塩などのβ_2刺激薬の併用が有効的である．

処方例

76歳男性，慢性閉塞性肺疾患
①テオフィリン徐放錠（100mg）1回1錠，1日2回，朝夕食後
②プロカテロール塩酸塩水和物ミニ錠（25mg）1日1錠 1日2回 夕・就寝前
③カルボシステイン（500mg）1回1錠，1日3回，朝昼夕食後

解説
・本症例は慢性閉塞性肺疾患で慢性的に咳があり，時々痰もあり，労作時の呼吸困難を呈している．
・①は血中濃度モニタリングを行いながら使用する．気管支拡張作用と抗炎症作用がある．②は気管支拡張作用を期待して処方されている．③は喀痰を抑えるために服用している．

テオフィリン投与時には，気管支拡張作用よりも気道炎症抑制作用を期待することが多く，喉の痛みや咳の症状が軽快しないと，多めに飲ませてしまうことにより副作用が出現し，突然死に至るケースもある．

2) 不眠症

不眠症で悩む患者は多く，高齢者になるとさらに眠れない患者が増加するが，その背景はさまざまある．

❖ 不眠の要因
① ストレス過多や心配事が消えないなど，抑うつ，不安症状が持続する
② 疾患による痛みや苦痛が除去されない
③ 不眠を引き起こす薬剤を服用している
④ 足に虫が這うようなムズムズ感があったり，足が無意識にピクピクと動く
⑤ 睡眠中にいびきをかいたり，呼吸が止まることがある

不眠は，以下の4つのタイプにわかれる．

- ▶ **入眠障害**：寝つきが悪く，眠ろうとするほど眠れない
- ▶ **中途覚醒**：眠りが浅く，途中で何度も目が覚める
- ▶ **早朝覚醒**：早朝に目が覚めてしまい，そのまま朝を迎える
- ▶ **熟眠障害**：ある程度眠ってもぐっすり眠れたという熟睡感が得られない

このように睡眠障害のタイプを正確に見極めることが，治療薬を選択するうえで重要なキーポイントになる．入眠障害の場合は半減期の短い薬剤を，それ以外は，半減期と力価を考慮して患者の背景（成人や高齢者など）に合った薬剤を選択する．表1[1]も参照のこと．

不眠を放置すると，意欲低下，倦怠感，頭痛などが発生し，日中の活動に影響をもたらすため，適切な生活習慣の改善や治療が必要である．

表1 ● 不眠症のタイプによる睡眠薬・抗不安薬の選び方

	入眠障害 （超短時間型，短時間型）	中途覚醒，早朝覚醒 （中時間型，長時間型）
神経症的傾向が弱い場合 脱力・ふらつきが出やすい場合 （抗不安作用・筋弛緩作用が弱い薬剤）	ゾルピデム（マイスリー®） ゾピクロン（アモバン®） エスゾピクロン（ルネスタ®） ラメルテオン（ロゼレム®）	クアゼパム（ドラール®）
神経症的傾向が強い場合 肩こりなどを伴う場合 （抗不安作用・筋弛緩作用をもつ薬剤）	トリアゾラム（ハルシオン®） ブロチゾラム（レンドルミン®） エチゾラム（デパス®）	フルニトラゼパム （ロヒプノール®，サイレース®） ニトラゼパム（ベンザリン®） エスタゾラム（ユーロジン®）
腎機能障害，肝機能障害がある場合 （代謝産物が活性をもたない薬剤）	ロルメタゼパム （エバミール®，ロラメット®）	ロラゼパム（ワイパックス®）

梶村尚史．各論Ⅰ薬物治療．『睡眠障害の対応と治療ガイドライン 第2版』（内山真編集），p111，じほう，2012 より転載

3）随伴症状

睡眠障害を訴える患者が睡眠薬や抗不安薬を服用することに加えて多剤併用になるケースが多い．そのため不眠の特徴的な症状を捉えて，根本的な原因について言及することが重要である．

症例

50歳 男性．2カ月前から朝起きるのがつらく，朝食を食べることができない．
日中も疲労感が消えずやや胃痛がある．仕事も多忙で疲れていてもなかなか眠りにつけない．

処方例

〈 ①～④を併用 〉
①モサプリドクエン酸塩水和物錠（5mg）1回1錠，1日3回，朝昼夕食後
②シメチジン錠（200mg）1回1錠，1日2回，朝夕食後
③エチゾラム（0.5mg）1回1錠，1日3回，朝昼夕食後
④ゾルピデム酒石酸塩（5mg）1回1錠，1日1回，就寝前

解 説

①は胃腸管運動調整薬で，ストレスからくる食欲不振解消のため処方されている．②は胃酸分布を抑制し胃酸を抑えるための処方である．③は抑うつを軽快させることやストレス軽減を目的としているが，長期連用は避ける必要がある．④は入眠障害解消のため処方されている．

症例

78歳 女性．不眠のためベンゾジアゼピン系薬剤を併用して服用していたが，持ち越し効果を認め，骨折はないものの時々転倒の経験がある．

処方例

〈 ①②併用 〉
①ジアゼパム（2mg）1回1錠，1日2回，朝夕食後
②スボレキサント（15mg）1回1錠，1日1回，就寝前

解 説

ベンゾジアゼピン系薬剤をジアゼパム1剤までに減薬し，特に精神症状の変化はみられない．ただし中途覚醒があるのと転倒がなるべく起こらないように，（筋弛緩作用が弱い）スボレキサントが処方されている．

文献

1）梶村尚史．各論Ⅰ 薬物治療．『睡眠障害の対応と治療ガイドライン 第2版』（内山真編集），p111，じほう，2012

チェック問題

問 題

☐ ☐ **Q1** メラトニン受容体作動薬はどれか
1. ジアゼパム
2. オレキシン
3. ラメルテオン
4. スボレキサント
5. エチゾラム

☐ ☐ **Q2** メラトニンの前駆物質として正しいのはどれか
1. アドレナリン
2. セロトニン
3. リジン
4. イソロイシン
5. クレアチニン

☐ ☐ **Q3** コルチゾールが最大に分泌される時間帯として正しいのはどれか
1. 早朝
2. 昼間
3. 夕方
4. 20時頃
5. 深夜

☐ ☐ **Q4** 日周リズムに最も影響する疾患として正しいものはどれか
1. 気管支喘息
2. クッシング症候群
3. 総合失調症
4. クラッシュ症候群
5. 悪性症候群

☐ ☐ **Q5** テオフィリンの記述として正しいものはどれか
1. ホスホジエステラーゼを促進する
2. 速効性を期待した吸入薬がある
3. 血中濃度モニタリングは不要である
4. 呼吸中枢刺激作用がある
5. 血中テオフィリン濃度 20μg/mL で死亡する

解答と解説

A1 正解：3
p40参照.

A2 正解：2
p39参照.

A3 正解：1
p40参照．コルチゾールは，おおよそ夕刻から深夜にかけての最小分泌となり，早朝時に最大分泌となる．

A4 正解：1
p41参照．気管支喘息の症状の増悪は，深夜から早朝にかけて起こるため，就寝前の薬物コントロールが重要である．

A5 正解：4
p41参照．

- **テオフィリン【気管支喘息治療薬】**(p41参照)
  テオフィリンは，cAMPを分解するホスホジエステラーゼを非選択的に阻害し，cAMP濃度を上昇させて，気管支拡張作用および気道の抗炎症作用を示す．中枢興奮作用や痙攣の副作用を示すことがあるためTDM対象薬物である（2章，p28参照）．

- **スボレキサント【睡眠薬】**(p40参照)
  スボレキサントは，覚醒を促進するオレキシンのオレキシン受容体への結合を阻害し，覚醒状態から睡眠へと移行させる作用を有する．従来までのベンゾジアゼピン系睡眠薬とは作用が異なるため，転倒などの有害事象も少なく，高齢者に使いやすい薬剤とされている．

第4章 副作用発現とフィジカルアセスメント

> **学習のPOINT**
> - 副作用と薬物有害反応について説明できる
> - フィジカルアセスメントについて説明できる
> - 薬物過敏症として現れるアナフィラキシーショックと対応について説明できる
>
> コアカリ #01〜03

1 副作用と薬物有害反応

a. 副作用

　薬剤投与によって得たいと期待する作用を主作用といい，それ以外の作用を副作用という．例えば，抗ヒスタミン薬は花粉症であれば鼻水を止める目的が主作用で，眠気が副作用になる．一方シロスタゾールは，抗血小板薬として使用されるが，副作用として頻脈がある．本剤は高齢者の徐脈に使われることがあり，脈拍が正常値に復するのは副作用を利用した作用である．

b. 薬物有害反応

　治療・診断または予防の目的でヒトに使用した投与量によって生ずる薬物による有害かつ意図しない反応をいい，意図的に投与した場合に生じる反応は除かれる．
　一般的には副作用と有害反応は同じ意味として扱われているが，薬理学領域では副作用と有害反応は分けて考えることがある．

◆ 副作用の分類

a. 薬理学的作用

① 投与量から予想されるより効果が過大であり薬物有害反応の発現率が用量依存的に上昇する．
② 肝機能低下や薬物代謝酵素の活性の低下や欠損により起こるもので，従来から体質の違いといわれてきた．現今では，pharmacogenomicsの研究が進展しており，事前に生体を評価し，各

患者の治療に対する反応性や受容能力を考慮した治療法の選択が可能になっており，副作用回避が期待できる．患者ごとに薬剤に対してレスポンダーかノンレスポンダーかがわかる．

b. 薬物過敏症

薬物有害反応のうちで最も頻度が高く，アレルギーやショックが該当し，反応は特異的かつ用量非依存的で回避は困難である．アナフィラキシーショックについては後述する．

薬物は，それ自体では抗原になりにくく，ハプテンとして生体のタンパク質と結合して抗原性を獲得し，抗原抗体反応による副作用を引き起こす．近年，モノクローナル抗体医薬品が多数開発されているため，アレルギー反応が起こりやすく十分な注意が必要である．

2 フィジカルアセスメント

近年，高齢化が進展し在宅医療も増えるなかで患者から薬剤師に対してさまざまな症状を訴えるシチュエーションはめずらしいことではない．軽微であるのか，重篤性が高いのか，それはコンプライアンスの問題か，副作用なのか，薬剤師による臨床判断能力が求められており，本項ではその基礎に触れることとする．

バイタルサインとは，患者が生きている証という意味をなし，生体が生きていれば数値として示されるものである．つまり，**バイタルサインの指標となるものは，体温，脈拍，血圧，呼吸，意識**であり，体温であれば，皮膚からも感じとることができ，意識は，脳などの血流状態が正常か否かを示すものであり，触覚刺激による反応性から判断される．脈拍は，心臓の拍動により生じる動脈の拍動であり，血圧は，血流が血管壁に及ぼす圧力であり，ともに自律神経の影響を受ける心血管系機能の指標となる．呼吸は，酸素を取り込み，二酸化炭素を体外に排出するシステムであり，肺の換気機能を示すもので，聴診器から副作用の可能性をいち早く情報として得ることができる．このようにフィジカルアセスメントは，患者に直接触れ，会話もふまえて，これらの情報から身体の状態を把握することを指していう．

1）脈拍

橈骨動脈における脈拍触知は，人差し指，中指および薬指の三指を当てて行う．アナフィラキシーのようなショック状態にあると，血圧低下が著しく脈拍の触知は難しい．

> **脈拍の異常**
> ① 左右差：血液の循環不良や血管内に何らかの閉塞が起きている可能性が高い
> ② リズムの停滞：心臓から送り出される血液のリズムが乱れ，脈拍のリズムが一定でない
> ③ 頻脈（1分間に100回以上）：発熱，貧血，過剰な運動や緊張，不整脈，甲状腺機能亢進症など
> ④ 徐脈（1分間に50回以下）：低体温，心不全，甲状腺機能低下症など

> **処方例**
>
> 55歳，男性，心房細動
> ベラパミル塩酸塩（40mg）　1回2錠（80mg），1日3回食後
>
> **解説**
> 心房細動発作時の心拍数コントロールに使用されるが，脈拍が低くなりすぎないように定期的なチェックが必要である．

2）血圧

　血圧は130/80mmHgと示される．130の方が収縮期血圧であり，心臓が収縮し，心室から血液が駆出された瞬間に動脈にかかる圧力をいう．80の方が拡張期血圧であり，血液を最大にためて拡張した瞬間に動脈にかかる圧力をいう．

　高血圧の原因は，塩分の過剰摂取，肥満，運動不足，喫煙さらにはストレスなどさまざまである．さらに二次性高血圧として，腎血管性高血圧，クッシング症候群，褐色細胞腫などがあり，緊急性の高いものに，血圧の急激な上昇に伴う，脳卒中，くも膜下出血などがある．

　低血圧の原因には，起立性低血圧や脱水，嘔吐などの循環血液量の減少などがある．

3）体温

　体温は，体の中心部の温度（核心温）のことで，近くに動脈が走行している口腔，腋窩，直腸などで測定する．

　体温は，個人差および日内変動があり，正常値の定義はなく，おおむね36.0～36.5℃で推移する．また，体温には個人差があり，35℃台が平熱という人もいれば，37℃台が平熱という人もいる．そのため個人の平熱を基準にして，体温が上昇の過程にあるのか，下降の過程にあるのかの見極めが重要である．

4）呼吸

　呼吸のパターンは，呼吸回数，リズム，深さなどを観察する．正常のパターンは，呼吸数が12～15回/分で，リズムが規則的で吸気・呼気・休息期の割合が1：1.5：1といわれている．

　パルスオキシメーターは，指をクリップに挟むだけで，動脈血の酸素飽和度（SpO_2）と心拍数を客観的に測定でき，簡便性が高い．

5）意識

　意識がない，もしくは，ぼーっとしている場合，重篤な疾患である可能性があり迅速に対応する必要がある．

　意識の程度を知る尺度としてジャパン・コーマ・スケール（表1）とグラスゴー・コーマ・スケール（表2）がある．

表1 ● ジャパン・コーマ・スケール（JCS）

Ⅲ. 刺激をしても覚醒しない状態（3桁の点数で表現） （deep coma, coma, semicoma）	
300	痛み刺激に全く反応しない
200	痛み刺激で少し手足を動かしたり顔をしかめる
100	痛み刺激に対し、払いのけるような動作をする
Ⅱ. 刺激すると覚醒する状態（2桁の点数で表現） （stupor, lethargy, hypersomnia, somnolence, drowsiness）	
30	痛み刺激を加えつつ呼びかけを繰り返すと辛うじて開眼する
20	大きな声または体を揺さぶることにより開眼する
10	普通の呼びかけで容易に開眼する
Ⅰ. 刺激しないでも覚醒している状態（1桁の点数で表現） （delirium, confusion, senselessness）	
3	自分の名前、生年月日が言えない
2	見当識障害がある
1	意識清明とは言えない

注 R：Restlessness（不穏），I：Incontinence（失禁），A：Apallic state または Akinetic mutism
たとえば 30R または 30不穏とか，20I または 20失禁として表す
（文献1より引用）

表2 ● グラスゴー・コーマ・スケール（GCS）

1. 開眼（eye opening：E）	E
自発的に開眼	4
呼びかけにより開眼	3
痛み刺激により開眼	2
なし	1
2. 最良言語反応（best verbal response：V）	V
見当識あり	5
混乱した会話	4
不適当な発語	3
理解不明の音声	2
なし	1
3. 最良運動反応（best motor response：M）	M
命令に応じて可	6
疼痛部へ	5
逃避反応として	4
異常な屈曲運動	3
伸展反応（除脳姿勢）	2
なし	1

正常ではE，V，Mの合計が15点，深昏睡では3点となる
（文献2より引用）

アナフィラキシーショック

　アナフィラキシーとは，即時型アレルギー反応（Ⅰ型アレルギー）の総称である．つまり，食物，薬物などの抗原に対するIgE抗体がつくられ，体内で肥満細胞，好塩基球と結合し，ヒスタミン，ロイコトリエンなどのケミカルメディエーターが遊離される．これにより血管拡張，血管透過性の亢進が起こり，循環血液量が低下し，ショック状態になる．症状は，皮膚，呼吸器，消化器など多臓器に発現し，血圧低下や呼吸困難などを引き起こす（表3）．前述のようなショック状態となり生命をおびやかす可能性がある場合をアナフィラキシーショックという．

　わが国におけるアナフィラキシーによる死亡者数は食物を原因としたものが最も多い．厚生労働省の全国疫学調査によると，わが国での食物アレルギーの原因は，鶏卵，乳製品，小麦，ソバ，エビの順になっている．ただし，乳製品などのような乳幼児で発症するアナフィラキシーは，年次の経過とともに自然寛解することもある．

　アレルギーは異物を排除して生体を守る免疫の反応が過剰に表現されたものと理解されており，過敏反応ともよばれ，遺伝的素因を有する一部のヒトに認められる．

表3 ● アナフィラキシーの主な徴候と症状出現頻度

主な徴候	出現頻度（％）
皮膚症状	90
じんま疹，血管性浮腫	85～90
顔面紅潮	45～55
発疹のない痒み	2～5
呼吸器症状	40～60
呼吸困難，喘鳴	45～50
喉頭浮腫	50～60
鼻炎	12～20
めまい，失神，血圧低下	30～35
腹部症状	
嘔気，下痢，腹痛	25～30
その他	
頭痛	5～8
胸痛	4～6

（文献3より引用）

　なお，アナフィラキシー様反応とは，アナフィラキシー反応と同様の症状を呈するが，IgE抗体が関与しないもので，原因物質が直接ヒスタミンやロイコトリエンなどの化学物質の遊離を促進することで引き起こされる．症状は，じんま疹とともに，呼吸数が上昇し，循環血液量が低下する．下痢や腹痛を伴うこともある．代表的な原因物質に造影剤があり，さらに抗菌薬や麻酔薬でも発現しやすいため，既往歴の聴取が重要である．

　アナフィラキシーの患者は，人口10万人中3～10人とされている．発症後自然寛解していく傾向にあるものの成人死亡率は高い．またアナフィラキシーは，回数頻度を重ねていくと重症化しやすい．

1）症状

❶皮膚・粘膜症状：皮膚症状はなかでもきわめて現れやすい症状である．皮膚症状は搔痒を伴うじんま疹が典型的であり，局所的なことが多いが，なかには全身性に広範囲に出現することもある．次に多いのが粘膜症状で，主に口唇腫脹や眼瞼腫脹，眼球粘膜症状，また口腔咽頭粘膜症状（イガイガ感，違和感など）がよく認められる．

　これらの皮膚・粘膜症状は程度が強いと，外観的な重篤感を伺わせるが，生命維持には強く関与しないので，進行しても重症度を高く捉える必要はない．

　ただし，粘膜症状のうち喉頭粘膜症状は別である．気道粘膜の所見は容易には得られないので，初期は患者の主観に依存するほかない．進行すれば，気道狭窄から閉塞へと重篤な転帰を辿るなかで，胸部圧迫感，閉塞感や絞扼感，嚥下困難感，上気道閉塞症状（嗄声，犬吠様咳嗽など）など種々の症状を訴えてくる．

❷ **呼吸器症状**：散発的な咳嗽が連続性となり，喘鳴を伴うようになると呼吸困難症状も現れてくる．前述した喉頭粘膜症状も一見すると呼吸器症状のようにみえることもある．

❸ **消化器症状**：腹痛，嘔吐が多く，ときに下痢を認める．腹痛は主観的な症状であるので，重篤度を推し量るのは難しい．

❹ **循環器症状**：血圧低下に基づく頻脈，顔面蒼白，四肢冷感，悪寒，活動性の低下，意識レベルの悪化が認められる．生命維持に直結するので，迅速で適切な対応が求められる．なかには徐脈を認める場合もあり致死的である．

　通常抗原に曝露されてから5〜30分で初発症状が現れてくる．その多くは前述した皮膚症状であるが，必ずしも皮膚症状が先行するわけではなく，皮膚症状を認めない場合もある．なかには抗原曝露から1〜2時間後に症状が誘発される場合もあるので，注意を要する．

2）治療

❶ **姿勢**：呼吸障害になるため安静を心がける．

❷ **吸入**：循環不全や呼吸不全が起こるため酸素吸入を行う．

❸ **注射**：まず，アドレナリンを迅速に筋肉内投与し，悪化する場合は追加投与を考慮する．また，重篤性の高い患者では，アドレナリンを自己注射する手段を得ていることが多い（図1）．

❹ **輸液**：毛細血管の透過性亢進による細胞外液の喪失を補充するために行う．

❺ **ステロイド**：ステロイド薬の効果発現には，時間を要するため急性期の効果は期待できず，ステロイド薬が有効なのは二相性や遷延性のアナフィラキシー反応である（図2）．

症例

1）4歳，女児，食物性アレルギー

1歳頃から食事後口唇がはれたり，食事の内容によってはぜいぜいと息苦しさを表現するようになり，小児科を受診した．その際抗アレルギー薬（内服および吸入）や気管支拡張薬またエピペンも処方された．両親は本患児に個別の食事を用意し，外食等はすべてやめていた．ある日，友人と遊んでいたところ，その友人の手についていた乳製品の残食に触り，自身の口唇に手をもっていったために，口唇の周りや首あたりが紅潮し，息苦しさを訴えたので，救急車にて病院搬送され入院となった．

処方例

① アドレナリン注　1回0.01mg/kg（筋注）搬送時
② プロカテロール塩酸塩水和物吸入液　1回0.3mL＋生理食塩液2mL（吸入）

2）47歳，男性，薬剤性アレルギー

子どもに処方された抗菌薬の味がまずいと子どもが訴えるため，手のひらに散剤を少量とって味見をした．2分程度したら，息苦しさ，皮膚のかゆみ，さらに嘔吐したため近医を徒歩で受診した．治療にはアドレナリン注とステロイド注および気管支拡張作用を目的としてアミノフィリン注の投与がなされ，その後症状が軽快したため帰宅した．しかし，その後も症状が再発することがあるので注意するように説明を受けた．

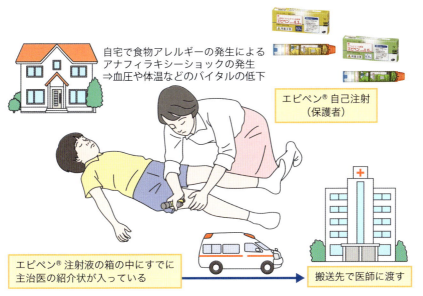

- エピペン®注射液は，筋肉注射が可能な自己注射用製剤
- 緊急性に昇圧の必要性が生じ，医療機関に到着するまでに対処しなくてはならないときに使用するために，衣類の上からでも注射が可能である
- 2005年に，「蜂毒・食物および薬物等」に起因するアナフィラキシーに対して承認がなされ（自費），2011年9月には保険適用が可能となった
- エピペン®は使用期限が短いために定期的な取替えが必要で，患者や学会から保険適用になることが望まれていた

図1 ● エピペン®注射液使用の流れ
写真提供：ファイザー

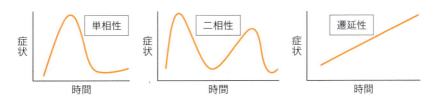

図2 ● アナフィラキシー反応のタイプ

4 薬剤性肺障害（間質性肺炎）

　薬剤性肺障害は，薬剤投与後出現する肺炎であり，ほとんどの薬剤が薬剤性肺障害の原因となる．薬剤性肺障害に特異的な病理像はなく，肺胞，気道，血管，胸膜のいずれにも起こりうるが，肺胞が標的となった間質性肺炎を呈する薬剤性障害が最も頻度が高いとされている（図3）．

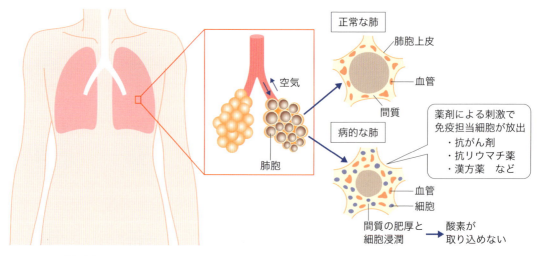

図3 ● 間質性肺炎の病態

◆ 間質性肺炎の原因となる医薬品

- 抗がん薬：ブレオマイシン塩酸塩，ゲフィチニブ，シクロホスファミド水和物，メトトレキサート，ゲムシタビン塩酸塩，パクリタキセル
- 抗リウマチ薬：メトトレキサート，金製剤，ブシラミン，サラゾスルファピリジン
- 漢方薬：小柴胡湯エキス，柴苓湯エキス，柴朴湯エキス
- その他：インターフェロン，アミオダロン塩酸塩など

　一般的に，薬剤性肺障害の初期には自覚症状は現れず，聴診にて捻髪音の聴取もできない．しかし，病気の進展により呼吸困難，咳を認め，聴診にて両肺基底部の吸気終末の捻髪音の聴取が可能となる．ゲフィチニブでは，びまん性肺胞傷害型の死亡者が多く，他の原因薬剤としては，インフリキシマブ，アミオダロン塩酸塩，メトトレキサートなどがある．急性間質性肺炎は，発症から短期間で急速に進行し，治療抵抗性の呼吸不全を呈する予後不良の疾患である．

　また検査値ではシアル化糖鎖抗原が特異的に上昇する．治療はステロイドパルスが有効な場合があるが，必ずしも症状は可逆的ではないことが多い．

✤ フィジカルアセスメント

① 血圧：初期は正常で，循環動態が不安定に陥れば低下する．
② 脈拍：初期には頻脈がみられ，循環動態が不安に陥れば，脈は触れなくなる
③ 呼吸：初期には頻呼吸がみられ，短期のうちに呼吸困難に陥る
④ 体重：38℃を超える高熱，または36℃を下回る低体温になる
⑤ 意識：脳への酸素供給が急激に低下した場合には，不穏，錯乱，見当意識障害がみられる

5 悪性症候群

◆ CYPの分子種と悪性症候群の特徴的症状と治療

　CYPには多くの分子種があり，特に抗精神病薬に関与する主なCYPは，1A2，2C9，2C19，2D6，3A4である．例えばジアゼパムは，CYP2C19によって代謝される．またクロルプロマジンは，CYP2D6で，イミプラミンはCYP2D6，CYP2C19などで代謝される．これら精神神経系薬剤は，頻度は不明であるが有害反応として悪性症候群が問題となることがある．

　悪性症候群とは，主として抗精神病薬の投与によって引き起こされる重篤な有害反応であり，高熱，自律神経障害，横紋筋融解症などを呈する．

　症状は，38℃を超える高熱に伴い，「脈が速くなる（頻脈）」「呼吸が早くなる」「血圧が上がる」などの自律神経症状や，「話しづらい（構音障害）」「よだれが出る（流涎）」「筋肉がこわばる（筋固縮）」「飲み込みにくい（嚥下障害）」「手足が振える（振戦）」などの錐体外路系運動障害が現れる．さらに，筋肉の痛みや筋肉組織の障害（血清クレアチニンキナーゼの上昇，ミオグロビン尿など）などの横紋筋融解様症状が現れる．

　抗精神病薬の服用後に，発熱，自律神経症状，横紋筋融解様症状の悪化がみられた場合には悪性症候群を疑う必要がある．病因・病態はいまだに解明されていないが，脳内のドパミンの動態が急激に変化することが機序の中心と考えられており，ドパミン・セロトニンの不均衡を原因とする説もある（図4）．直ちに血液検査を実施し，診断を確定すべきである．悪性症候群の治療では，まず，原因となった薬物を特定し，これを減量ないし中止する．また，特異的な治療薬として，筋弛緩薬のダントロレンナトリウム水和物が投与される．

❖ フィジカルアセスメント
① 血圧：血圧上昇がみられる
② 脈拍：初期段階から頻脈がみられる
③ 呼吸：頻呼吸が続く
④ 体温：高熱が特徴的である
⑤ 意識：身体のこわばりや手足の震えが止まらず，不穏状態が続く

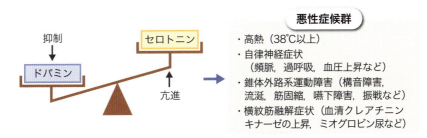

図4 ● 悪性症候群のドパミン・セロトニン不均衡説

抗精神病薬による悪性症候群と，麻酔薬による悪性高熱症は症状が類似し，治療薬にダントロレンナトリウム水和物を使用することは同様である．しかし悪性高熱症は骨格筋のCa^{2+}放出異常の筋原性疾患であるために，原則的に別疾患として取り扱われる．

文献

1) 太田富雄, 他：急性期意識障害の新しいgradingとその表現法（いわゆる3-3-9度方式）．第3回脳卒中の外科研究会講演集：pp61-69, 1975
2) Teasdale G, Jennett B : Assessment of coma and impaired consciousness. A practical scale. Lancet 2 : 81-84, 1974
3) Joint Task Force on Practice Parameters; American Academy of Allergy, Asthma and Immunology; American College of Allergy, Asthma and Immunology; Joint Council of Allergy, Asthma and Immunology : The diagnosis and management of anaphylaxis: an updated practice parameter. J Allergy Clin Immunol 115 : S483-523, 2005

チェック問題

問題

Q1 アナフィラキシーショックとその治療に関する記述のうち，正しいものを3つ選べ
1. 原因物質に暴露されて起こる全身性のアレルギー反応で，短時間のうちに症状が進行して，ショック状態に至ることがある
2. 重篤な反応として消化器症状を呈することがある
3. ステロイド注射液は，ショック状態を遷延化するため，投与すべきでない
4. 非経口的に体内に取り込まれた物質だけが症状を引き起こす
5. 緊急処置として，アドレナリンの筋肉内投与または皮下投与を行う

Q2 アナフィラキシーショックとその治療に関する記述のうち，<u>誤っているもの</u>はどれか
1. アレルゲン（薬剤）への暴露後，数分で発症することがある
2. 抗原特異的IgE抗体を介する反応により，ヒスタミンなどのケミカルメディエーターが遊離される
3. 急性期の治療としてアドレナリンの筋肉内投与を行うが，1回のみの投与である
4. 上気道粘膜の浮腫を起こしやすいので，気道の確保が必要である
5. 寛解後に症状が再発することがある

Q3 8歳の男児，幼児期よりアトピー性皮膚炎を指摘されていた．本日，家族で夕食に出かけ，そばを食べた．食後すぐに気分が悪くなり，その後，強い喘鳴が出現し，ショック状態で救急外来に運び込まれた．直ちに使用すべき薬物とその投与法のうち，正しいものを3つ選べ
1. クロモグリク酸ナトリウムの吸入
2. 0.1％アドレナリンの筋注投与
3. ヒドロコルチゾンコハク酸エステルナトリウムの静注内投与
4. アミノフィリンの緩徐な静脈内投与
5. ニトログリセリンの舌下投与

Q4 悪性症候群の治療薬として正しいものはどれか
1. ドパミン
2. セロトニン
3. クロルプロマジン
4. ダントロレン
5. イミプラミン

Q5 間質性肺炎に関与しないものはどれか
1. 間質の肥厚が起こる
2. 原因薬剤として小柴胡湯がある
3. 治療によって可逆性に寛解する
4. シアル化糖鎖抗原が上昇する
5. ステロイドパルス療法が主である

解答と解説

A1 正解：1, 2, 5
p50〜53参照．ステロイド注射液はアナフィラキシーショック時に用いられる治療薬の1つであるが，速効性はなく遷延化するタイプには有効である．

A2 正解：3
p50〜53参照．アドレナリンの筋注による改善が一過性の場合は数回の投与が必要となる．

A3 正解：2, 3, 4
p52参照．

A4 正解：4
p55参照．

A5 正解：3
p53〜54参照．

- **アドレナリン【副腎髄質ホルモン】**(p52参照)

  アドレナリンは，α_1，β_1，β_2作用を併せもつが，血圧上昇作用が強く，気管支拡張作用も有する．また，cAMPの増大によるケミカルメディエーター遊離抑制作用も示す．

- **クロルプロマジン【抗精神病薬】**(p55参照)

  クロルプロマジンは，ドパミンD_2受容体を遮断し，抗精神作用を示すが，副作用に悪性症候群がある．また，延髄のCTZ（化学受容器引金帯）に働き制吐作用も示す．さらに視床下部に働き体温下降作用や，α_1受容体遮断による降圧・鎮静作用も有する．

第5章 代表的な副作用と治療

学習のPOINT

- 横紋筋融解症の発症と治療について説明できる
- 薬剤性皮膚障害について説明できる
- 薬物乱用や依存について説明できる
- 薬物乱用頭痛について説明できる

コアカリ #03, 04

はじめに

第4章では副作用発現によるフィジカルアセスメントの重要性について述べた．最近の医療現場では副作用をチェックする体制が強化されており，薬剤投与後に出現する症状の把握は薬剤師にとって重要な責務である（表1）．本章では，特に重要な副作用をとり上げてみることとする．

1 横紋筋融解症

横紋筋融解症は，骨格筋細胞の融解，壊死により，筋体成分が血中へ流出する病態である．その際，細胞外へ流出した大量のミオグロビンにより尿細管に負荷がかかるため，急性腎不全を併発することが多い（図1）．

ミオグロビンは骨格筋や心筋に存在するタンパクで，筋組織が破壊されると血中に流出する．腎での処理能力を超えたミオグロビンは尿に排泄され，通常，赤褐色尿を呈する（ミオグロビン尿症）．

また激しい外傷性傷害のクラッシュ症候群でも，ミオグロビン尿症は顕著に出現する．

横紋筋融群症を引き起こす代表的薬剤には，スタチン系の脂質異常症用薬，抗菌薬，アンジオテンシンⅡ受容体拮抗薬（ARB）などがある．横紋筋融群症の多くは投与後数日で発症し，筋の

表1 ● 重篤な副作用（抗がん薬・抗菌薬・抗HIV薬は除く）

一般名	投与経路	副作用
プロポフォール	静注	血管痛
ブロマゼパム	経口，経直腸	眠気
レボドパ	経口，静注	悪心・嘔吐
イミプラミン塩酸塩	経口	眠気，ふらつき・めまい，口渇・便秘
クロミプラミン塩酸塩	経口，静注	口渇・便秘
ネオスチグミンメチル硫酸塩	皮下・筋・静注	腹痛
ピリドスチグミン臭化物	経口	下痢，腹痛
アトロピン硫酸塩水和物	経口，皮下・筋・静注	口渇，悪心・嘔吐，排尿障害
プロパンテリン臭化物	経口	口渇，便秘，排尿障害
ヒドロコルチゾンコハク酸エステルナトリウム	静注	消化管出血・消化性潰瘍・消化器胃腸孔
プレドニゾロンコハク酸エステルナトリウム	静注	消化管出血・消化性潰瘍・消化器胃腸孔
エストラジオール	経口，経皮	性器分泌物
ベラプロストナトリウム	経口	ほてり・動悸・顔面潮紅，嘔吐・腹痛・胃部不快感・嘔気・下痢
エルトロンボパグオラミン	経口	白内障
アカルボース	経口	腸閉塞・腹部膨満・鼓腸
カルシトリオール	注射，経口	高カルシウム血症
エンテカビル水和物	経口	肝障害・劇症肝炎
アムホテリシンB	注射	悪心・嘔吐，低カリウム血症

脱力や痛みなどが代表的は初期症状である．激しいスポーツなどを行う習慣のある患者では，薬によって誘発されているものと気づかないことがあるため，服薬指導では筋細胞の機能障害について触れる必要がある．

1）症状

発症時の自覚症状として，四肢の脱力，腫脹，しびれ，痛み，赤褐色尿（ミオグロビン尿）などがある．さらに筋痛，筋力低下により，歩行障害，運動障害，呼吸障害，意識障害などをきたす場合がある．検査所見としては，ミオグロビンやCPK［クレアチニン（ホスホ）キナーゼ］などの筋逸脱酵素の急激な上昇が認められる．

発症時期
① ニューキノロン系抗菌薬は，服用後1〜6日後に急激に発症する．
② 脂質異常症治療薬であるベザフィブラートやHMG-CoA還元酵素阻害薬は，ほとんどが1年以内に発症する．

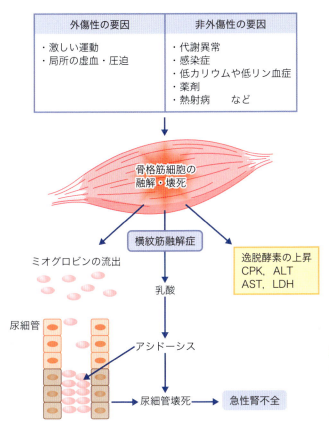

図1 ● 横紋筋融解症と急性腎不全の病態図

横紋筋融解症は骨格筋細胞の融解、壊死により、筋体成分が血中へ流出した病態であり、その際、細胞外へ流出した大量のミオグロビンにより尿細管に負荷がかかり、急性腎不全を併発する

2) 発症機序

　薬剤の筋への直接的傷害と、薬剤により誘発された低カリウム血症、痙攣発作などが原因で発症する。直接的な筋傷害の機序としては、筋細胞膜の不安定化および膜抵抗の上昇が起こり、筋融解が生じると考えられている。脂質異常症治療薬の投与による発症は、筋細胞膜中のコレステロール含量低下が大きく関与している（図2）。

3) 治療

① 原因薬剤の中止（表2）
② 輸液と利尿薬による尿量の増加、炭酸水素ナトリウム投与による尿のアルカリ化（ミオグロビンによる尿細管障害は酸性尿下で多く生じる）を行う
③ 血液透析
④ ミオグロビン尿症が高度の場合には、血漿交換療法が有効である

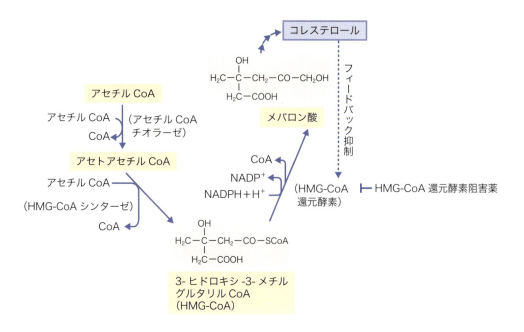

図2● HMG-CoA還元酵素阻害薬の作用機序
コレステロールはアセチルCoA由来でHMG-CoAを介してメバロン酸を経て生合成される．HMG-CoA還元酵素阻害薬はこのHMG-CoAからメバロン酸に至る過程に作用し，コレステロール生成を抑制する

表2● 横紋筋融解症の原因となる薬剤一覧

分類		一般名
脂質異常症治療薬	HMG-CoA還元酵素阻害薬	アトルバスタチンカルシウム，シンバスタチンナトリウム，プラバスタチンナトリウムなど
	フィブラート系薬剤	ベザフィブラート
抗菌薬		シプロフロキサシン，ノルフロキサシン，レボフロキサシンなど
キサンチン系薬剤		アミノフィリン，テオフィリンなど
アンジオテンシンⅡ受容体拮抗薬		イルベサルタン，オルメサルタン，カンデサルタンなど
グリチルリチン酸・甘草含有漢方製剤		グリチルリチン酸，小柴胡湯，芍薬甘草湯
その他		ファモチジン，オメプラゾール，シクロスポリンなど

2 偽膜性大腸炎

偽膜性大腸炎は，菌交代による *Clotridium difficile* の異常増殖によるものであり，抗菌薬（特にセフェム系）服用後1～2週後に下痢，発熱などがみられる．つまり抗菌薬投与により正常腸内細菌叢が破壊され菌交代現象が起こり，多くの抗菌薬に耐性を有する *Clotridium difficile* が増殖し，本菌の産生する毒素が腸管粘膜を傷害することによる．

下痢，発熱が主な症状であるが，発熱の継続で解熱剤を長期服用し腹痛がそれほど伴わない場合に，本症であると気づくのが遅れるときがある．重症例になると，広範な潰瘍形成に伴う血便を呈する．*Clotridium difficile* の除菌治療は，バンコマイシン塩酸塩を内服投与する．

3 薬剤性皮膚障害

皮膚の重篤な副作用には，スティーブンス・ジョンソン症候群，中毒性表皮壊死症などがある．

1) スティーブンス・ジョンソン症候群（Stevens-Johnson syndrome : SJS）

SJSを起こす代表的な治療薬としては，フェニトイン，アロプリノール，抗菌薬，非ステロイド性抗炎症薬などがある．

発熱（38℃以上）を伴う口唇，眼結膜，外陰部などの皮膚粘膜移行部における重症の粘膜疹および皮膚の紅斑を認め，水疱，表皮剥離などの表皮の壊死性障害が出現する．

発症機序は，医薬品による免疫反応によると考えられている．病変部では，著明なCD8陽性T細胞の表皮への浸潤がみられ，発症は活性化された細胞傷害性Tリンパ球（CD8陽性T細胞）の表皮細胞攻撃の結果と考えられる．機序としては，直接的に表皮細胞のアポトーシスを誘導するか，IFN-γやマクロファージから産生されるTNF-αが細胞傷害を引き起こすと考えられている．

2) 中毒性表皮壊死症（toxic epidermal necrolysis : TEN）

中毒性表皮壊死症を起こす代表的な治療薬は，SJSと同様に，フェニトイン，アロプリノール，抗菌薬，非ステロイド性抗炎症薬などである．

症状として，広範囲の紅斑と，全身の10％以上の水疱，表皮剥離・びらんなどの顕著な表皮の壊死性障害を認め，高熱（38℃以上）と粘膜疹を伴う．発症機序はSJSと類似している．

3) 原因となる医薬品（表3）

このようにSJSおよびTENは，薬剤性皮膚障害のなかでも重篤性が高い．薬剤投与後，経験したことのない重症を疑う薬疹の発症，さらには粘膜疹が伴えば，時には致死的な可能性も高まり，迅速な受診を指導する．

表3 ● スティーブンス・ジョンソン症候群および中毒性表皮壊死症の原因となる医薬品

分類	一般名
抗てんかん薬	カルバマゼピン,フェニトイン,フェノバルビタールナトリウム,ゾニサミド
尿酸生成阻害薬	アロプリノール
抗菌薬	セファレキシン,エリスロマイシンエチルコハク酸エステル,アミカシン硫酸塩,ゲンタマイシン硫酸塩,レボフロキサシン水和物,オフロキサシン,セフカペン,ピボキシル塩酸塩水和物,アモキシシリン水和物,アンピシリンナトリウム,クラリスロマイシン
消化性潰瘍治療薬	ファモチジン,レバミピド
非ステロイド性抗炎症薬	インドメタシンナトリウム,メロキシカム,セレコキシブ,ロキソプロフェンナトリウム水和物,ジクロフェナクナトリウム,アスピリン
アニリン系解熱鎮痛薬	アセトアミノフェン
抗リウマチ薬	レフルノミド
抗インフルエンザウイルス薬	オセルタミビルリン酸塩
炎症性腸疾患治療薬	サラゾスルファピリジン
その他	オンダンセトロン塩酸塩水和物,ドンペリドン

4 薬物乱用または誤用

「薬物乱用」は,医療が必要としていない薬物使用または不当な量の意図的使用をいい,「誤用」は,薬物に対して知識を欠いた状態で薬物使用することをいう.薬物依存は,薬剤の投与によって特定の精神的な状態を発症することであり,薬剤の継続的投与を強く望み,強迫的欲求を伴う行動反応をいう.

1) 薬物乱用の要因

薬物乱用は薬物を習慣的に過剰に摂取する行為をいい,法律に反し,社会的な行動から逸脱したものをいう.薬物乱用に使用される薬物は覚せい剤,大麻,シンナー,睡眠薬などさまざまである.

薬物乱用のサイクルは,精神依存 → 制御不能 → 反復使用 → 耐性 → 摂取量の増加,とされている.

a) 心理的苦痛 → 神経症の傾向の人たち:独立,敵意,対人回避
b) 年代:思春期・青年期 → 好んで刺激的なもの,それ以降の年代は逆に刺激的なものから遠ざかろうとして依存に陥ることが多い
　若者:タバコ,有機溶剤,大麻
　中年以降:睡眠薬,抗不安薬

2）薬物乱用の現状

a. オピオイド

- モルヒネ，コデインなど．モルヒネ様の特性をもつ薬物群であり，優れた鎮痛作用を有する．
- 急性中毒：①チェーンストークス呼吸 → 酸素不足による皮膚の青紫色化

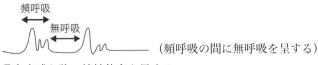（頻呼吸の間に無呼吸を呈する）

②多幸感と強い精神依存を呈する．

b. 非麻薬性鎮痛薬

ペンタゾシンは精神依存を強く生じることがある．

まず痛みの消失とともに快感を生じ，その結果くり返し投与を強く望むようになる．血中濃度の消失に伴って口渇，不安，焦燥などを訴える．

c. 抗不安薬（表4）

ストレス過多により抗不安薬の多剤併用が常態化すると依存傾向が強くなり，離脱に相当の時間を要する．

表4 ● 主な抗不安薬

分類	一般名	商品名	T_{max}（時間）	$T_{1/2}$（時間）
ベンゾジアゼピン系抗不安薬	アルプラゾラム	ソラナックス®	2	14
	エチゾラム	デパス®	3	6
	クロチアゼパム	リーゼ®	0.78〜0.85	6.29〜5.82
	ジアゼパム	セルシン®，ホリゾン®		43, <u>73</u>
	ブロチゾラム	レキソタン®	1.5	20
	ロフラゼプ酸エチル	メイラックス®	1	110
	ロラゼパム	ワイパックス®	2	12
アザピロン系抗不安薬	タンドスピロン	セディール®	0.8〜1.4	1.2〜1.4

下線は活性代謝物のデータ

d. 睡眠薬

睡眠障害の分類についての詳細は第3章を参照のこと（p43）．

「眠れない」という高齢者に対して，抗不安薬などの睡眠導入薬が処方されることは多いが，同時にその**患者の生活習慣や1日の生活パターンなどを確認しつつ，睡眠障害の背景を把握する**ことが重要である．主な睡眠薬を表5に示す．

- 日中うとうとしたり，昼寝を何時間もしていないか
- 不安や心配事が続いていないか

表5 ●ベンゾジアゼピン受容体作動睡眠薬

分類	一般名	商品名	T~max~（時間）	T~1/2~（時間）	筋弛緩作用
超短時間型	トリアゾラム	ハルシオン®	1.2	2.9	+
	ミダゾラム	ドルミカム®	（筋注）0.28 （静注）−	（筋注）2.1 （静注）1.8	+
	ゾピクロン	アモバン®	0.8	3.9	±
	ゾルピデム	マイスリー®	0.7〜0.8	1.8〜2.3	±
短時間型	ブロチゾラム	レンドルミン®	約1.5	約7	±〜+
	リルマザホン	リスミー®	3.0	10.5	±
	ロルメタゼパム	エバミール®，ロラメット®	1〜2	約10	+

など，よく聴取し，安易な睡眠薬の服用につなげないことが重要である．

　体内時計のずれの調節には，朝の光が重要とされている．詳細は第3章を参照（p39）．朝日を浴びて起床し，日中は昼寝を避けてなるべく体を動かして夜休むという規則正しい生活は，睡眠の質を保つうえで重要である．

e. 中枢興奮薬

- コカイン：精神的高揚感を強く生じ，精神的依存が強く出るが耐性は形成されない．急性中毒時には，上機嫌で非日常的な思考になりやすい．
- アンフェタミン，メタンフェタミン：脳内でドパミンを放出させ多幸感をもたらす．コカインと同様の作用をもち反復投与によって強い精神依存を示す．

3）医薬品の乱用の実態

　医薬品乱用者の平均年齢は41歳で，男性は鎮咳薬，女性は抗不安薬・鎮痛薬を乱用する傾向にある．参考までに全国の精神科医療施設における実態調査結果を表6に示す．

表6 ●乱用されていた処方薬（睡眠薬・抗不安薬）

薬剤名	乱用していた患者数（例）	薬剤名	乱用していた患者数（例）
エチゾラム	120	ブロチゾラム	32
フルニトラゼパム	101	アルプラゾラム	27
トリアゾラム	95	ブロマゼパム	18
ゾルピデム	53	ゾピクロン	12
ベゲタミン®	48	ジアゼパム	11
ニトラゼパム	35	エスタゾラム	11
ニメタゼパム	32		

（文献1より引用）

- 抗不安薬：エチゾラム，ジアゼパム，ブロマゼパムなど
- 鎮痛薬：セデス（合剤），ペンタゾシン，ブプレノフィンなど
- 睡眠薬：トリアゾラム，ゾピクロン，ニトラゼパムなど
- 鎮咳薬：ジヒドロコデイン，メチルエフェドリン，クロルフェニラミン，カフェイン（表7）
  薬理作用を発揮する有効域以上の血中濃度になることで気持ちが高揚し，反復投与をくり返すとされている．

表7 ● 主な鎮咳薬の成分

	エスエスブロンW液	エスエスブロン錠	エスエスブロン液エース	新トニン咳どめ液
ジヒドロコデイン	30mg	30mg	30mg	30mg
メチルエフェドリン	60mg	50mg	—	75mg
クロルフェニラミン	12mg	8mg	12mg	12mg
カフェイン	62mg 30mL中	90mg 12錠（大人1日量）中	62mg 30mL中	62.5mg 30mL中

❖ アセトアミノフェン中毒

アセトアミノフェンは，OTC医薬品のなかによく含有されているため，感冒などのときに複数の薬を継続的に服用し，急性薬物中毒になるという報告が多い．早期の症状として消化器症状が出現し，摂取後，48時間までに肝障害を引き起こすことがある．解毒薬としては，アセチルシステインを用いる．ただしこの場合の中毒は，前述の乱用の実態とは異なる（p96も参照）．

4) 薬物乱用頭痛

a. 原因薬剤

- トリプタン製剤：スマトリプタン，ゾルミトリプタン，エレトリプタンなど
  トリプタン系薬は，脳血管周囲のセロトニン5-HT$_{1B/1D}$受容体に結合し，炎症を誘発する神経ペプチドの遊離を阻害する（血管収縮作用）．片頭痛や緊張型頭痛の患者が，トリプタン製剤や非ステロイド性抗炎症薬などの薬物を乱用して，新しいタイプの頭痛が出現した場合や頭痛が顕著に悪化したときには，薬物乱用頭痛を考える．
- エルゴタミン製剤：麦角アルカロイドであるエルゴタミンは，α受容体を介した血管収縮作用を有しており，過量によって四肢の虚血が起こるとされている．

b. 薬物乱用頭痛の診断基準

薬物乱用頭痛は国際頭痛分類に準拠して診断する．
A. 頭痛は1カ月に15日以上存在する．
B. エルゴタミン，トリプタン，オピオイドなど1種類以上の急性期・対症的治療薬を3カ月を超えて定期的に乱用している．
　1. 3カ月を超えて，定期的に1カ月に10日以上エルゴタミン，トリプタン，オピオイド，または複合鎮痛薬を使用している．

2. 単一成分の鎮痛薬，あるいは，単一では乱用には該当しないエルゴタミン，トリプタン，オピオイドのいずれかの組合わせで，合計月に15日以上の頻度で，3カ月を超えて使用している．
C. 頭痛は，薬物乱用により発現したか，顕著に悪化している．

c．予防と治療

薬物乱用頭痛の予防と治療の原則は，①原因薬物の中止，②薬物中止後に起こる頭痛（反跳頭痛）への対応，③予防薬の投与，の3つである．予防薬としては，バルプロ酸ナトリウム，プロプラノロール，アミトリプチリン塩酸塩などがある．

薬物乱用頭痛は，患者が急性治療薬を乱用している間は予防薬にほとんど反応しない．

薬物乱用頭痛は，原因薬物の服用中止により，1〜6カ月間は70％ほどの症例で改善が得られるという報告が多いが，長期予後では約40％が再び薬物乱用を起こしてしまうとされている．

5）薬物依存症の薬物治療

薬物治療は随伴する精神症状に対して対症療法的に行われる．
① 幻覚・妄想・精神運動興奮：セロトニン，ドパミン拮抗薬（リスペリドン），多元受容体作用抗精神病薬（クエチアピンフマル酸塩）などが使用される．
② うつ状態：フルボキサミンマレイン酸塩，パロキセチン塩酸塩水和物などの抗うつ薬が使用される．
③ 不安・不眠：ロフラゼプ酸エチルなどのベンゾジアゼピン系抗不安薬や睡眠薬が使用される．ベンゾジアゼピン系抗不安薬や睡眠薬を投与する場合には治療薬による新たな依存を形成しないように配慮する必要がある．特に，**力価が高く**，**作用時間が短い薬物**は，**乱用や依存形成の危険性**が高い．

❖ ベンゾジアゼピン依存症の治療

ベンゾジアゼピン系薬物の長期使用者では薬物の用量を問わず**退薬症状**（前述の①〜③）が出現する．ベンゾジアゼピン依存症の治療は，依存の対象となっているベンゾジアゼピン系薬物を減量・中止へと導くことと同時に退薬症状への対処を行っていく．治療を進めることに対する患者の不安は当初より強いことが多いが，退薬症状が出現すると不安焦燥感が強まり，治療に対する不信感が増強されて治療意欲が低下しかねない．さらに薬物探索行動も出現するため，退薬症状を最小限にした治療を行うことが重要となる．

治療のためには，依存しているベンゾジアゼピン系薬物から治療のためのベンゾジアゼピン系薬物への置換が必要である．一般的に短時間作用型のベンゾジアゼピン系薬物は依存を形成しやすいため治療には不向きであり，**長時間作用型のベンゾジアゼピン系薬物への置換で治療を行うべきである**．

文献
1）平成26年度厚生労働科学研究費補助金分担研究報告書「全国の精神科医療施設における薬物関連精神疾患の実態調査」（1,579症例）

チェック問題

Q1 アセトアミノフェン中毒に有効な薬剤はどれか
1. ニフェジピン
2. フェノバルビタール
3. アセチルシステイン
4. N-アセチル-p-ベンゾキノンイミン
5. グルタチオン

Q2 薬物乱用頭痛に関与しない薬剤はどれか
1. スマトリプタン
2. ゾルミトリプタン
3. エレトリプタン
4. バルプロ酸ナトリウム
5. エルゴタミン

Q3 薬物乱用頭痛の予防薬として有効な薬剤はどれか
1. リスペリドン
2. クエチアピンフマル酸塩
3. ジクロフェナクナトリウム
4. バルプロ酸ナトリウム
5. ブプレノフィン

Q4 41歳男性がOTC医薬品のアセトアミノフェンを飲みすぎて，悪心・嘔吐の症状があると述べている．その直後，その場で意識を失った．肝機能検査値は異常値を示している．胃洗浄とともに加える適切な治療薬はどれか
1. ナロキソン
2. ニフェジピン
3. アセチルシステイン
4. クロルプロマジン
5. フェノバルビタール

Q5 横紋筋融解症の病態とその治療に関する記述のうち誤っているものはどれか
1. 筋細胞膜の不安定化が起こる
2. 低K血症が誘発される
3. 急性肝不全を発症しやすい
4. ミオグロビン尿症を呈する
5. 治療に炭酸水素ナトリウムが用いられる

解答と解説

A1 正解：3

常用薬では，アセトアミノフェンから代謝されたN-アセチル-p-ベンゾキノンイミンが，肝のグルタチオンにより抱合され無毒化する．大量時には，グルタチオンが急速に使用され生合成が追いつかず，グルタチオンが枯渇する．このため，代謝物が肝障害を起こす．N-アセチル-L-システインはグルタチオンの前駆体で代謝を促進する作用を有する（p67参照）．

A2 正解：4

p67参照．バルプロ酸ナトリウムは薬物乱用頭痛の予防薬である．

A3 正解：4

p68参照．下の「薬理を学ぼう」も参照．

A4 正解：3

アセトアミノフェンを大量摂取すると，毒性をもつN-アセチル-p-ベンゾキノンイミンが生成され，これを無毒化する肝臓のグルタチオンが枯渇する．アセチルシステインはグルタチオンの前駆物質となり解毒作用を示すとされている（p67参照）．

A5 正解：4

p61参照．急性肝不全でなく，急性腎不全を併発する．

薬理を学ぼう

- **アロプリノール【痛風・高尿酸血症治療薬】**(p63)

    アロプリノールは，キサンチン→尿酸の生成過程に関わるキサンチンオキシダーゼを阻害する．またアロプリノールの代謝物であるオキシプリノールもまたキサンチンオキシダーゼを阻害する．

- **バルプロ酸ナトリウム【抗てんかん薬】**(p68)

    バルプロ酸ナトリウムは，Naチャネルを抑制し，反復性電気活動を抑制する．GABA分解酵素のGABAトランスアミナーゼ阻害作用による脳内GABA濃度の上昇作用も有する．

第6章 妊婦・授乳婦の生理機能と薬物治療

学習のPOINT

- 女性ホルモンと月経について説明できる
- 妊婦の生理機能について説明できる
- 妊婦・授乳婦における薬剤投与の注意点について説明できる
- 薬剤投与と催奇形性の関係について説明できる

コアカリ #13, 14

1 性差

ヒトは，男性と女性とでは，ホルモン支配が異なるため，生理機能の違いがみられ，特に生殖機能は大きく異なる．男性のテストステロンは，加齢とともに減少していくのに対して，女性は閉経後にエストロゲンの急激な減少がみられ，それに伴い血圧上昇など心血管系疾患，脂質異常症や糖尿病，骨粗鬆症などの病態の悪化が進みやすい特徴がある．

2 女性ホルモンと月経（図1）

女性の月経周期は以下の一連の流れを1サイクルとして約28日ごとにくり返す．
① 脳下垂体から性腺刺激ホルモン（黄体形成ホルモン作用を有するものをプロゲステロンといい，卵胞刺激ホルモン作用を有するものをエストロゲンという）が分泌される
② 卵巣が刺激されエストロゲン（排卵時に最大）およびプロゲステロン（黄体期に最大）が分泌される．エストロゲンの分泌によって子宮内膜が肥厚し，着床可能な環境となる
③ 子宮内膜の肥厚で，脳から性腺刺激ホルモンの分泌が活発になり，卵胞から卵子が子宮へ排出される（排卵）．卵胞は黄体になりプロゲステロンを分泌する（寿命約14日）
④ プロゲステロンは子宮内膜を柔らかくし，受精の成立を待つ
⑤ 受精卵が内膜に着床しないと，内膜がはがれて血液が排出される（月経）

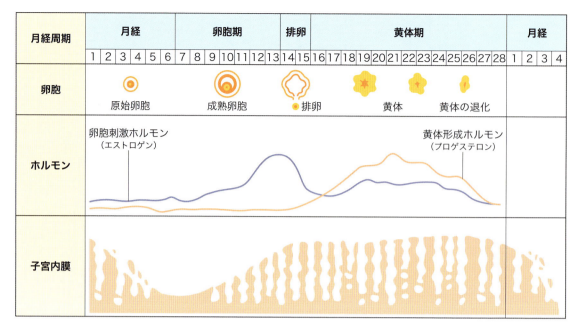

図1 ● 月経周期とホルモン

❖ ピル

ピルは，エストロゲンとプロゲストーゲンの配合剤であり，排卵抑制が主作用である．その他，子宮内膜変化による着床阻害作用，頸管粘液変化による精子通過阻害作用など複合的な作用により避妊効果を示す．

エチニルエストラジオール（EE）が50μg以上のものを高用量ピル，50μgのものを中用量ピル（旅行，行事等で月経を避けたい場合），それ未満のものを低用量ピル（黄体形成ホルモンと卵胞刺激ホルモンの分泌を抑制し，排卵抑制する）という．

3 妊婦の生理機能

妊婦は，初期から胎盤，胎児，羊水などの影響で，循環血液量が増加し，胎児期の32週頃に最大になる．

① プロゲステロンの影響により消化管の運動能は低下する．子宮が増大するにつれて，消化管の圧迫が強くなり，薬物吸収が遅延することがある
② 循環血液量が増加するため血中アルブミン濃度が低下し，非結合型薬剤の比率が増加する
③ 肝機能に変化はないが，肝血漿量が増加する．また，肝代謝酵素活性にも影響し，CYP2A6，CYP2D6，CYP3A4などの活性が亢進する傾向にある
④ 腎機能においては，腎血流量が増加し，糸球体濾過率も上昇する

したがって，妊娠中の肝代謝および腎排泄は促進傾向にあるため，総クリアランスは増加すると考えるのが一般的である．

妊娠による合併症は，妊娠悪阻（妊娠2カ月の初旬～中旬頃より出現する消化器症状を中心とした悪心，嘔吐，唾液分泌亢進，嗜好の変化が起きる．通常は数カ月で自然に消失するが，ときに妊娠末期まで継続することもある．これらの症状がさらに重症化し，栄養障害をきたし，全身衰弱をきたすこともある），妊娠中毒症（高血圧症にはα遮断薬が有効），妊娠糖尿病が代表的である．

処方例

クエン酸第1錠ナトリウム（50mg）1回1錠，1日2回，朝・夕食後

解 説
- 本剤は造血薬で，妊娠中は胎児ヘモグロビン合成のため鉄欠乏症貧血を生じやすいことから処方される．
- 妊娠中は，エネルギー消費量が増大し，他にタンパク質，カルシウム，ビタミンなどの摂取基準も増えるため，必要に応じてこれらも処方される．

1） 妊娠と葉酸摂取

妊娠すると多くのビタミンが必要になる．胎児の正常な細胞をつくるために必要なビタミンとして葉酸がある．妊娠初期に葉酸が不足すると「神経管閉鎖障害」という病気になりやすく，最悪の場合流産の恐れがある．厚生労働省は，神経管閉鎖障害のリスク低減のために，**妊娠を計画している女性に1日0.4 mg**の葉酸を摂取するよう提唱している．

葉酸は，ビタミンB群に属する水溶性のビタミンで，多くとりすぎても排泄されるため，とりすぎについて脂溶性ビタミンほど気にしなくてもよいが，高用量の葉酸を摂取した場合には，ビタミンB_{12}欠乏の診断を困難にすることがあるため，基本的には日頃から栄養バランスのよい食事などを心がけるとともに，厚生労働省が推奨する1日0.4 mgの葉酸をサプリメントから補給することが望ましい．

また，先天異常の多くは妊娠直後から妊娠7週以前に発生する．妊娠の兆候があって産婦人科を受診してからの対応では遅いこともあるため，「妊娠1カ月以上前から3カ月までの間」に摂取するのがよいと考えられている．

2） 妊婦に可能な処方薬

妊婦に処方可能な代表的薬剤を表1に示す．

表1 ● 妊婦に処方可能な薬剤

1. 発熱	アセトアミノフェン
2. 咳・痰	カルボシステイン，デキストロメトルファン臭化水素酸塩水和物
3. アレルギー	ケトフェチンフマル酸塩，クロルフェニラミンマレイン酸塩
4. 便秘	センノサイド，酸化マグネシウム，ピコスルファートナトリウム水和物

3）添付文書と服薬指導

妊婦，産婦，授乳婦については以下の1．2．に示すような添付文書の記載がほとんどである．これは治験や臨床試験で各薬剤ごとのデータが取れないことによるものである．そのために一律で定型的な記載となっている．

❖ 妊婦，産婦，授乳婦への投与について

1. 妊婦等：妊婦または妊娠している可能性のある婦人には治療上の有益性が危険性を上回ると判断される場合にのみ投与すること［妊娠中の投与に関する安全性は確立していない］
2. 授乳婦：授乳婦に投与するときは授乳させないよう注意すること［母乳中に移行することが報告されている］

4）胎盤通過性

胎盤は，妊娠初期につくられ，母体と胎児をつなぎ多様なホルモンを分泌し，またトランスポーターも発現しており，薬剤の通過に重要な役割を担っている（図2）．

一般的に胎盤通過性の高い薬剤は，脂溶性が高く低分子で，タンパク結合能が低いものが該当する．つまり一般的に分子量600以下で胎盤通過しやすく，1,000以上では胎盤通過はしにくいとされている．

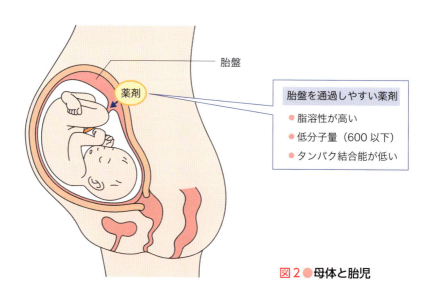

図2 ● 母体と胎児

5) 授乳婦への薬剤移行性

乳汁中へ移行する薬物は，タンパク非結合形薬剤である．

また，乳汁中へ移行しやすい薬剤の性質は弱アルカリ性で脂溶性が高く，低分子量のものが該当する．

乳汁中濃度と母体血の血漿中濃度の比は，M/P比（milk-to-plasma ratio）で示される．M/P比は血漿中から乳汁中への薬剤の移行しやすさを表し，M/P比1以下は移行が少なく，1〜5の薬剤は移行が多いと考える．ただしM/P比は薬物の乳汁–血液間の乳汁移行性の指標のため，その数値が安全性の指標とはならない．

$$M/P = \frac{M：母乳中濃度}{P：母体血濃度}$$ （例 フェニトイン 0.18〜0.45，フェノバルビタール 0.4〜0.6）

6) 妊婦で特に注意すべき薬剤

ヒトで催奇形性が報告されている医薬品（ACE阻害薬，エトレチナート，サリドマイド，ダナゾール，レチノールパルミチン酸エステル，ミソプロストール，ワルファリンカリウム，抗てんかん薬，抗悪性腫瘍薬など）には特に注意を要する．

❖ 妊婦への降圧薬の投与

妊婦に降圧薬投与が必要な場合は，妊娠高血圧症候群（妊娠20週以降に高血圧が発症し出産後12週までに正常な血圧になる）と妊娠との関連性がない高血圧に分けられる．

高血圧治療ガイドライン2014によると，妊娠高血圧症候群の薬物治療は，通常160/110mmHg以上をもって開始し，妊娠20週未満では第一選択薬がメチルドパ，ヒドララジン，ラベタロールである．妊娠20週以降では，3剤にニフェジピンを加えた4剤が第一選択薬となり，ニフェジピンはすべての剤形で有益性投与となっており，長時間作用型の使用が基本となる．また，妊娠の可能性のある女性と妊婦に対してはACE阻害薬，ARBのいずれも原則として使用しないとされている．

▶ メチルドパは，中枢性交感神経抑制薬で，母体および児にほとんど重篤な副作用の報告がされていない．一般的な副作用としては，眠気，口渇感，全身倦怠感，溶血性貧血，肝障害などがあげられている．

▶ ヒドララジンは，血管拡張薬で，一般には降圧薬としてほとんど使用されていないが，現在でも比較的多くの産科医が妊婦に使用している現状があることを考慮し，第一選択薬とされている．

▶ $\alpha_1\beta$遮断薬のラベタロールはヒドララジンと比較して主に母体への副作用の面で優れていることが統計的に示されている．

β遮断薬についてはほとんどが妊婦には添付文書で禁忌とされているので，やむを得ずラベタロール以外のβ遮断薬を使用するときには，徐放性ニフェジピン以外のCa拮抗薬使用の場合と同様，厳格な説明と同意が必須であるとされている．

また，ACE阻害薬は妊娠中に服用すると催奇形性や腎の形成不全，羊水過少症が起こることが報告されており禁忌とされている．ARBと直接的レニン阻害薬も同様と考えられている．

7) 授乳婦で特に注意すべき薬剤

麻薬，免疫抑制薬，抗悪性腫瘍薬，放射性医薬品，アミオダロン塩酸塩，ダナゾール，片頭痛治療薬であるエルゴタミン酒石酸塩や，乳汁分泌抑制作用を有する**カベルゴリン**などは，代替医薬品を検討すべきである．

8) 催奇形性と胎児毒性

▶ **催奇形性**：胎児に奇形をつくる作用をいう
▶ **胎児毒性**：胎児の発育や機能に悪い影響を及ぼすことをいう

妊婦への投薬で催奇形性が問題となる時期は，器官形成期（およそ妊娠4週のはじめから妊娠15週の終わり）である（図3）．妊娠5カ月目以降は，催奇形性が問題となることはほとんどなく，むしろ胎児毒性（発育抑制，胎児尿量減少による羊水減少，胎児への薬剤残留等）に注意する必要がある．ヒトで催奇形性・胎児毒性を示す証拠が報告されている薬物を表2に示す．

	着床まで				胎芽期				胎児期			
週齢（週）	0	1	2	3	4	5	6	7	8〜11	12〜15	16〜35	36〜
児齢（日）	0〜6	7〜13	14〜20	21〜27	28〜34	35〜41	42〜48	49〜55	56〜83	84〜111	112〜251	252〜
胎児の変化		受精	着床		中枢神経系，心臓，消化管，四肢の形成				性器の分化は続く			
	無影響期				絶対過敏期				相対過敏期	比較過敏期	潜在過敏期	
薬剤の影響	原則的に薬の影響を受けない				胎児の器官形成が行われる時期であり，薬の使用は最も慎重に行われるべきである ● 脂溶性の薬は危険性が高い						胎児の成長時期で奇形の心配はほとんどなくなる ただし，後期から末期にかけて成長に悪影響を及ぼす可能性がある ● NSAIDsに注意が必要	

図3 ● 感受期と薬剤の影響

表2 ● ヒトで催奇形性・胎児毒性を示す証拠が報告されている薬物[*1]

一般名または薬物群名	代表的な商品名	報告された催奇形性・胎児毒性
アミノグリコシド系抗結核薬	カナマイシン注, ストレプトマイシン注	非可逆的第Ⅷ脳神経障害, 先天性聴力障害
アンギオテンシン変換酵素阻害薬（ACE-I）/アンギオテンシン受容体拮抗薬（ARB）	カプトプリル, レニベース, 他/ニューロタン, バルサルタン, 他	《中・後期》胎児腎障害・無尿・羊水過少, 肺低形成, 四肢拘縮, 頭蓋変形
エトレチナート	チガソン	催奇形性, 皮下脂肪に蓄積されるため継続治療後は年単位で血中に残存
カルバマゼピン[*2]	テグレトール, 他	催奇形性
サリドマイド	個人輸入・治験（多発性骨髄腫）	催奇形性：サリドマイドたい胎芽病（上肢・下肢形成不全, 内臓奇形, 他）
シクロホスファミド[*3]	エンドキサンP錠	催奇形性：中枢神経系, 他
ダナゾール	ボンゾール, 他	催奇形性：女児外性器の男性化
テトラサイクリン系抗生物質	アクロマイシン, レダマイシン, ミノマイシン, 他	《中・後期》歯牙の着色, エナメル質の形成不全
トリメタジオン	ミノ・アレビアチン	催奇形性：胎児トリメタジオン症候群
バルプロ酸ナトリウム[*2]	デパケン, セレニカR, 他	催奇形性：二分脊椎, 胎児バルプロ酸症候群
非ステロイド性消炎鎮痛薬（インドメタシン, ジクロフェナクナトリウム, 他）	インダシン, ボルタレン, 他	《妊娠後期》動脈管収縮, 胎児循環持続症, 羊水過少, 新生児壊死性腸炎
ビタミンA（大量）	チョコラA, 他	催奇形性
フェニトイン[*2]	アレビアチン, ヒダントール, 他	催奇形性：胎児ヒダントイン症候群
フェノバルビタール[*2]	フェノバール, 他	催奇形性：口唇裂・口蓋裂, 他
ミソプロストール	サイトテック	催奇形性, メビウス症候群 子宮収縮・流早産
メソトレキセート	リウマトレックス, 他	催奇形性：メソトレキセート胎芽病
ワルファリン	ワーファリン, 他	催奇形性：ワルファリン胎芽病, 点状軟骨異栄養症, 中枢神経系の先天異常

[*1] 抗がん剤としてのみ用いる薬物は本表の対象外とした
[*2] てんかん治療中の妊婦では治療上の必要性が高い場合は投与可. 妊婦へ催奇形性に関する情報を提供したうえで, 健常児を得る確率が高い（抗てんかん薬全般として90％程度）ことを説明し励ますことが必要と米国小児科学会薬物委員会より勧告されている
[*3] 保険適応外で, 膠原病（難治性の全身性エリテマトーデス, 強皮症に合併する肺繊維症, 血管炎症候群, 他）に処方されることがあり注意が必要である

（文献1, pN78より引用）

9）その他の妊娠に関わる薬剤

- ゲメプロスト：子宮収縮作用を有する妊娠中期に使用する治療的流産薬
- レボノルゲストレル（緊急避妊薬）：性交後72時間以内に1.5mgを1回経口投与する
女性の体内に入った精子が排卵の前に受精能力を失い, 妊娠する可能性を低くする効果がある. 妊娠阻止率がきわめて高い→副作用として不正出血, 頭痛（国内承認後1年間で処方約5万件）

4 先天異常（奇形）の発生頻度と過去の歴史

　通常妊娠での先天異常（奇形）の発生頻度は，3〜5％といわれている．多くの医薬品は，器官形成期に服用しても先天異常の発生頻度を増加させることは少ない．

❖ サリドマイド事件

　1958年に大日本製薬（現大日本住友製薬株式会社）は，サリドマイドを主成分とする睡眠薬（イソミン）を発表した．この薬は，妊婦のつわりを楽にし，安眠を約束するということで，妊娠初期の妊婦に処方された．両親が映画を見に行く前に液状にした製剤を子どもに飲ませることから「シネマジュース」ともよばれた．しかし，妊娠初期に服用した妊婦の胎児に，四肢の全部あるいは一部が短いなどの独特の奇形をもつ新生児が多数生じた（図4）．日本においては，諸外国が回収した後も危険性を伏せたまま販売が続けられ（約半年），この約半年の遅れの間に被害児の半分が出生したと推定されている．サリドマイドの副作用によって生まれた奇形児は死産を含むと，日本では約900人にものぼり，この事件から妊娠中の薬の服用に際しては，安全性が考慮され慎重に使用されるようになったとともに，開発の段階でも胎児への影響に対して多くの動物実験を行うようになった．

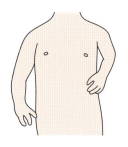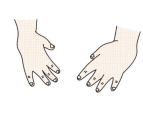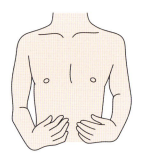

図4 ●上肢低形成のタイプ

文献
1）林昌洋：妊娠と薬物．日産婦誌 58：N77-N85，2006

チェック問題

問題

□ □ **Q1** 妊娠の成立と生理について，正しい記述はどれか
1. 着床期に胎盤が増大する
2. 受精28日頃は，胎児に奇形が生じにくい
3. 妊娠8週以後を胎児という
4. 妊娠によって母体の心拍出量が低下する
5. 妊娠によって母体のScrが上昇する

□ □ **Q2** 催奇形性の絶対過敏期はどれか
1. 受精前約2週間
2. 受精後約2週間
3. 受精後約3〜8週間
4. 受精後約15〜20週間
5. 受精後約30〜38週間

□ □ **Q3** 妊婦に投与しても問題がない降圧薬はどれか
1. アテノロール
2. メチルドパ
3. エナラプリル
4. ロサルタン
5. バルサルタン

□ □ **Q4** 妊娠中期における治療的流産に使用する薬剤はどれか
1. ミソプロストール
2. ビタミンA
3. ザナミビル
4. レボノルゲストレル
5. ゲメプロスト

□ □ **Q5** 子宮収縮作用を示す消化性潰瘍治療薬はどれか
1. 乾燥水酸化アルミニウムゲル
2. テプレノン
3. シメチジン
4. ミソプロストール
5. スクラルファート

解答と解説

A1 正解：3
1. 胎盤は胎児期の妊娠進行に伴い増大する．2. 受精後30日は器官形成期のため奇形を生じやすい（p76参照）．

A2 正解：3
p76参照．

A3 正解：2
1. β遮断薬，3. ACE阻害薬，4. 5. ARB（アンジオテンシンⅡ受容体拮抗薬）（p75参照）

A4 正解：5
1. 下記の「薬理を学ぼう」参照．3. インフルエンザ治療薬，4. 緊急避妊薬（p77）

A5 正解：4
1〜5の消化性潰瘍治療薬のうち，4. ミソプロストールは妊婦には禁忌である．下記の「薬理を学ぼう」参照．

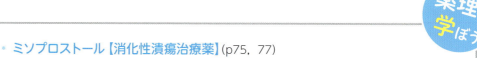

- **ミソプロストール【消化性潰瘍治療薬】**(p75, 77)
    ミソプロストールは，粘液の重炭酸イオンの分泌促進および胃粘液血流増大作用を有する．また，ミソプロストールはプロスタグランジン製剤で子宮収縮作用を併せもつため妊婦には禁忌である．

- **ピコスルファートナトリウム水和物【便秘薬】**(p74)
    ピコスルファートナトリウム水和物は，大腸に到達後，腸内細菌由来の酵素により分解され，ジフェノール体になる．このジフェノール体が大腸粘膜を刺激し，腸の蠕動運動が亢進され排便を促進する．

第7章 新生児・小児の生理機能と薬物治療

学習のPOINT
- 小児の生理機能について説明できる
- 小児に特有な急性症状（発熱・嘔吐・下痢）と薬物治療について説明できる

コアカリ #08

1 小児期の規定

　小児は，出生してから生体が常に発達・成長過程にあるため，薬剤投与後の吸収から排泄まで，年齢とともに大きく変化する．その成長段階によって以下のように定義されている．

- 新生児：出生から生後4週未満
- 乳児：〜1歳未満
- 幼児：1〜6歳未満
- 小児：〜15歳未満

　また小児では，薬物の標的となる受容体や血中のタンパク動態，薬物代謝酵素活性などが多様性を示すために，年齢に応じた薬用量の設定が必要である．

2 生理機能

1）吸収

- 新生児では，胃内滞留時間が成人よりも長いため，消化管での薬物吸収は成人よりも遅く，最高血中濃度に到達する時間も遅れる．
- 新生児の胃内pHは約2.0〜3.6であるとされ（成人は約1.4〜2.0），胃酸分泌能力は低く，薬剤の溶解性に影響を与える．つまり，新生児では胃の酸性度が低下しているため，ペニシリン

やエリスロマイシンなどの酸に不安定な薬物の吸収が上昇する可能性がある．
- 新生児や乳児では，角層の厚さが薄く，皮膚バリア機能が低下する傾向にあるため，細菌やウイルスが侵入しやすく感染症を招きやすい．
- 水分含量が多いことから，新生児や乳児の経皮吸収性は一般的に成人よりも高い．
- 小児では成人に比べ，体重あたりの皮膚の表面積が大きく，新生児では成人の約3倍，幼児では約2倍であるとされている．β_2受容体作動薬であるツロブテロールは，経皮吸収型製剤として汎用されているが，0.5～3歳未満には0.5mg，3～9歳未満には1mg，9歳以上では成人と同じ2mgを1日1回貼付するなど年齢に応じた用量調節が必要である．
- 胎児は無菌状態にあり，出生すると細菌に曝露され（皮膚，消化器など）常在細菌叢が形成されていく．腸内細菌叢は，乳幼児期に安定するが，新生児期には不安定なため，抗菌薬投与によって，細菌叢が乱れ重篤な感染症に発展することもある（図1）．
- 新生児の抗菌薬投与は，経口投与された場合きわめて吸収が不安定であり，腸管内のみの作用を期待する以外は原則的に抗菌薬の経口投与は行わない．また，筋肉内投与および皮下投与は循環不全を伴う疾患では吸収が不安定であり，抗菌薬投与に際しては静脈内投与が原則となる．

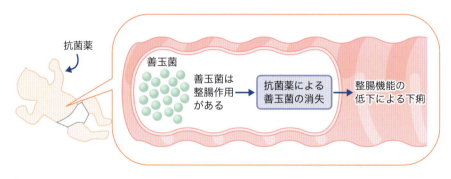

図1　新生児における抗菌薬投与による善玉菌の消失

2) 分布

a. 水溶性薬物の分布

新生児の体内総水分量は，体重の約80％といわれ，成人で60％，高齢者で50％となり，年齢とともに，水溶性から脂溶性へと傾いていく（図2）．つまり新生児は，細胞外液が成人に比して豊富なため，**水溶性の高い薬物を投与する際には，投与量を上げる必要性がある**ことを考慮に入れて治療を行う．投与された水溶性薬物は，組織間液，血液中に分布するので，新生児におい

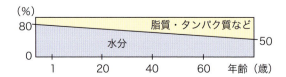

図2　年齢とともに変化する体内水分量
出生時や新生児では生体には水分量が多いが，年齢とともに脂溶性になっていく傾向がある

ては一般的に分布容積は大きく，血中濃度のピーク値は低値を示す．したがって，一部の抗菌薬など最高薬物血中濃度が効果に関係する薬物では，投与量を成人用量から単純に体重で換算して投与すると血中濃度が治療域を下回ることがある．水溶性薬物の分布容積は大きくなるが，糸球体濾過量や腎血流量は低下しているため，腎臓から排泄される薬物の半減期が延長することがある（薬物クリアランスは低い）．そのために体内薬物血中濃度が下がり切るまでを見極め（トラフ値を下げる），投与間隔を長めに設定することなどが必要である（図3）．

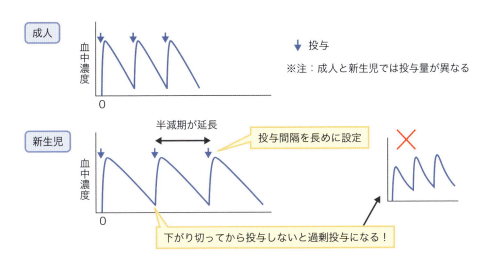

図3● 成人と新生児の血中濃度の変化

b. タンパク結合と血中濃度

また新生児の血中アルブミン濃度は成人の約7割程度である．そのため，薬物の血漿タンパク結合は，新生児では成人より少ないが，生後2～3カ月で成人のレベルに近づいていく．脂溶性薬物はタンパク結合率が高く，生体内のアルブミンや$α_1$-酸性糖タンパク質の影響を受ける．新生児は成人に比してアルブミン値が低いため，アルブミンと結合しない遊離型薬物濃度が上昇する．

抗てんかん薬であるフェニトインはアルブミンとの結合能が高い．そのため，成人よりも遊離型薬物濃度が上昇し薬効が増強するため，副作用発現の可能性が高い（図4）．

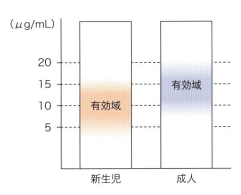

図4● フェニトインの血中濃度
フェニトインはアルブミンと結合する性質を有するが，新生児では遊離型のアルブミンが少ないため，血中濃度の有効域が成人に比して低くなっている．新生児では，フェニトイン（抗てんかん薬）の他，テオフィリン（気管支拡張薬），ジゴキシン（強心薬）など，約10種類の薬剤で血中濃度を測定する必要があるとされている

3）代謝

新生児では，肝血流量および体重（kg）あたりの肝代謝能力は非常に低く，シトクロム P450（CYP）やグルクロン酸抱合が未発達である．CYPの含有量は，新生児では成人の20～40％程度であるが，その後生後2～3カ月でしだいに上昇し，生後2～3年になると成人の域に達するとされている．

- CYP1A2 ：生後1～3カ月から発現がはじまる
- CYP2C9 ：出生後急速に増加し，生後5カ月頃でほぼ成人と同じになる
- CYP2C19：生後5カ月以上かけて緩やかに発現量が増加する
- CYP2D6 ：生後2週間までは低く，3週目以降は活性が上昇する
- CYP3A4 ：出生時には発現量が少ないが，生後1～2年かけて増加する

4）排泄

- 薬物の腎排泄は，腎血流量，糸球体濾過速度，尿細管分泌および再吸収によって決まる．新生児では，糸球体濾過および尿細管分泌の機能が不十分であり，糸球体濾過速度は成人の約30％であるとされている．また心拍出量も低い．
- 薬物の腎排泄は生後1年以降の幼児期に上昇し，生後2年の間に成人レベルに達する（図5）．
- 腎排泄型のアミノグリコシド系抗菌薬の投与量設定には腎機能の正確な把握が必要である[※1]．
- 多くの抗菌薬は腎臓から未変化体で排泄される．新生児では，腎機能が未熟であるため，抗菌薬の排泄は遅延する．

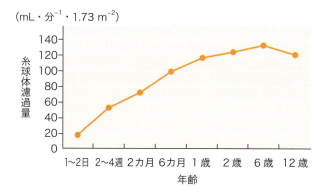

図5 ● 小児の糸球体濾過量の推移

[※1] アミノグリコシド系抗菌薬は血漿タンパク結合率の低い薬物で，分布容積を体重あたりで比較すると乳幼児の値は成人よりも大きくなるので，投与設計には注意が必要である．

処方例

7歳 男児，急性気管支炎
①カルボシステインドライシロップ　1回10mg/kg，1日3回毎食後
②プロカテロール塩酸塩水和物ドライシロップ　1回1.25μg/kg，1日2回朝・眠前
【細菌感染を疑う場合】
③セフジニル細粒小児用10％（100mg/g）　2g（1日量），1日3回毎食後
④ビオフェルミン　1回2g，1日3回毎食後

解 説

③通常，小児に対してセフジニルとして1日量9〜18mg（力価）/kgを3回に分割して投与
④腸内で乱れを防ぎ，菌交代現象や下痢を抑制する
当初は咳と痰だけだったが，1日後，発熱（38.7℃）が出現し，再度受診したところ細菌感染が考えられ，抗菌薬と整腸薬が追加処方された．

3 体温と発熱

▶ 体温は，視床下部によって調節されているが，細菌やウイルスに感染すると視床下部での体温調節のセットポイントが上がり，深部体温が上昇し発熱が生じる．
▶ ただし発熱の原因は，細菌やウイルスによる感染性のものに限らず，悪性腫瘍や関節リウマチなどの自己免疫疾患や甲状腺機能亢進症であることもある．
▶ 今発熱があるという訴えに対して重要なことは，現在の体温に加えて日常の体温が何℃であるかについてよく聴取することである．つまり，正常体温には，血圧のように明確な定義はなく，個人差が大きいものであると捉えるべきである．
▶ 発熱時には感染性か非感染性かの鑑別を行い，発熱の程度と重篤度はほぼ相関しないことに留意しておく．
▶ 重篤性が高いものとしては，以下がある．

- ▶ 気道狭窄による喘鳴
- ▶ 低酸素によるチアノーゼ
- ▶ ショック状態による顔面蒼白，意識障害
- ▶ 脱水による頻脈や乏尿
- ▶ 精神・神経症状としての痙攣，不穏，幻覚など

▶ さらに40℃以上の継続的な高熱では，髄膜炎や敗血症に進展する可能性がある．

1) 発熱の管理

a. 体温の測定

体温は腋窩，口腔内，直腸内で測定することが可能であるが，本邦では通常，腋窩で短時間で測定値が得られる電子体温計で測定する．体温の測定値は腋窩に比して口腔内で0.2〜0.4℃，直腸内で0.4〜0.8℃高くなる傾向がある．

b. CRP (C-reactive protein：C-反応性タンパク)

- 0.3mg/dL以下が標準値 → 日常的に0.3mgを超えた場合，体のどこかに炎症がある可能性がある
- 細菌感染症においては発熱後12時間以上経過しないとCRPの濃度が2.0mg/dL以上にならない場合がある → 発熱直後はCRPが上昇しない

2) 解熱薬

- 小児科領域の解熱薬はアセトアミノフェンとイブプロフェンで，ジクロフェナクナトリウムやインドメタシンは使用されない．
- **現在小児への解熱薬の第一選択として，アセトアミノフェンが勧められている**が，アレルギーなどの理由で使用できないときは，イブプロフェンが用いられる．
- イブプロフェンはアセトアミノフェンより解熱効果が強く，約1/2量でアセトアミノフェンと同じくらいの解熱効果がある．
- 両者とも解熱薬としての安全性は高いとされているが，**アセトアミノフェンによる肝障害の発現に注意する**必要がある．
- 一方で発熱は生体防御機能の1つであり，安易な解熱薬の使用は疾患の状態をマスクしてしまう可能性がある．発熱による体力の消耗や全身症状への影響が懸念される場合，解熱薬の使用を考慮する．
- また解熱により呼吸の改善や睡眠障害の改善などが期待されるときは積極的に使用を勧める．また熱性痙攣を併発した場合には，ジアゼパム坐薬の使用が妥当である．

3) インフルエンザ治療

❖ 小児へ使用するインフルエンザ治療薬

- オセルタミビルリン酸塩：曝露後48時間以内に投与すべきであり，異常行動の発現に注意が必要で，そのために自宅療養中は少なくとも2日間1人にならない配慮が必要である
- ザナミビル水和物：吸入型製剤
- ペラミビル水和物：10mg/kg 15分かけて単回点滴（静注）
症状に応じて連日反復投与可である

a. インフルエンザ脳症

小児の死亡例として高頻度である（約10％）．後遺症患者も100～500人/年発症している．治療は，炎症性サイトカインの血液からの除去やメチルプレドニゾロンの投与が主である．また，痙攣に対してジアゼパム坐剤，第二選択薬としてフェノバルビタールまたはフェニトインを使用する．

b. 髄膜炎

インフルエンザウイルス感染において，髄膜炎に移行する患者は重篤性が高い．髄膜炎（ウイルス性・細菌性）では高熱を呈するが，それとともに髄膜刺激症状があると迅速な受診が求められる．髄膜刺激症状の判断は「首を前に曲げたときに首の後ろが痛み顎が胸につかない」「左右に首を振ると痛みが増す」ことによる．またウイルス性髄膜炎は比較的軽症である場合が多いが，細菌性髄膜炎は意識障害などを起こし死亡率も20％程度とされている．

4 嘔吐

嘔吐は，よく遭遇する症候の1つであり，小児では発熱に次いで多くみられる．嘔吐は，有害物質を摂取した場合，それを排出するための防御反応であるが，その原因は多彩である．

嘔吐を引き起こす中枢は延髄にあり，中枢性嘔吐と末梢性嘔吐に大別される．中枢性嘔吐の原因としては，脳疾患，脳圧亢進，脳循環障害が代表的である．末梢性嘔吐は，末梢臓器からの刺激が求心性神経回路を介し嘔吐中枢に達するもので，咽頭を含む消化器官，視覚器官，迷路前庭器官，胸腹部の内臓器からの刺激によるものである．

a. 初期対応

嘔吐回数が多く，脱水が認められる場合は，生理食塩水で排尿が確認できるまで急速輸液（10～20 mL/kg/時間）を開始する．アイソトニック飲料でも対応可能であるが，inとoutのインバランスに注意する．

b. 治療

嘔吐が消失せず脱水が改善されない場合には，入院治療を考慮する．特に中枢神経系疾患，器質的消化管疾患，代謝性疾患の場合は緊急性がきわめて高い．

原因治療と並行して制吐薬の使用を考慮する．

> **処方例**
>
> 4歳 男児，嘔吐
> ①ドンペリドン坐剤（10mg）嘔吐時1本使用　必ず12時間あけて使用する
> 【発熱が併発した場合】
> ②アセトアミノフェン坐剤（100mg）発熱時1本使用

> **解説**
> ①と②の坐薬を併用する場合，どちらを先に使用すべきか説明する．単に「30分以上の間隔をあけてください」だけでなく，「ドンペリドンの坐剤を先に使用し，30分以上あとにアセトアミノフェンの坐剤を使用してください」と使用順序まで具体的に説明する必要がある．

5 下痢

下剤は通常の排便に比して便中の水分量が増加した状態を指す．一般的に性状は形を成さない水様便であり，また排便の重量が従来よりも増加する．

急性下痢で最も多いのは，感染性胃腸炎（細菌・ウイルス）によるものと抗菌薬投与による下痢である．

細菌性下痢は，カンピロバクター，サルモネラ大腸菌が多い，ウイルス性下痢は，ロタウイルス，ノロウイルスが多く，ロタウイルスは冬期に流行し脱水症を起こしやすい．

a. 初期対応

下痢が継続する場合には，発症の時期と1日の排便回数をチェックする．小児の場合は，成人よりも脱水に至りやすいために，前述の嘔吐時と同様の対応が望まれる．

b. 治療

- 急性下痢症では，脱水の改善または予防として，水・電解質の補給が治療の中心となる．
- 軽度～中等度の脱水の場合では，経口補液（oral rehydration solution：ORS）による水・電解質の経口による補給が推奨されており，市販されている飲料水で脱水に対する有用性が示されている．
- また，乳酸菌製剤は急性下痢症の予防および治療において有用性が高く，急性下痢症のリスクを低減し，下痢の持続時間を短縮させるとされている．
- ロペラミドやロートエキスなどの止痢薬は，有害物質を体外に排泄する防御反応を止めてしまうため，細菌性腸炎での有害反応を増悪させる可能性がある．したがって，血便や発熱がなく，また発症の原因がはっきりしており，確実に細菌感染性腸炎が否定でき，かつウイルス性腸炎であることが明らかであるときに使用する．

6 小児薬用量

小児に対する薬用量は医薬品添付文書の記載に従う（体重あたりで投与量を算出するような場合は，体重がある小児では成人量を超えてしまうことがあり，そのときは成人用量を上限とする）．医療品添付文書に小児用量の記載がない場合に，以下の計算式を用いる．Augsbergerの式は「年齢」，Crawfordの式は「体表面積」によって投与量を計算するものである．

- Augsbergerの式　　小児薬用量 $= \dfrac{(年齢 \times 4) + 20}{100} \times$ 成人量（1歳以上に適応）

- Crawfordの式　　小児薬用量 $= \dfrac{体表面積 (m^2)}{1.73} \times$ 成人量（1歳以上に適応）

7 剤形と治療の特徴

　小児の治療では飲みやすさなどがアドヒアランスに大きく影響する．喘息は小児で多い疾患の1つであり，そのなかでテオフィリンは治療薬としてよく使用されている．テオフィリンはホスホジエステラーゼⅢ，Ⅳ，Ⅴを非特異的に阻害し，気道平滑筋の弛緩ならびに気道炎症抑制作用を示す．

▶ 最高血中濃度到達時間：1〜2時間
▶ 至適血中濃度域：狭い（小児 5〜15 μg/mL，成人 10〜20 μg/mL）
▶ 血清タンパク結合率：40〜60％
▶ 代謝は投与量の約90％（CYP1A2の他，CYP3A4など）

　テオフィリンは血中濃度の維持が求められ，血中濃度を測定することが重要である．一方で剤形が豊富にあり，剤形の違いによって血中濃度が異なることも多い．実臨床においては，剤形によるコンプライアンスの良し悪しや剤形による効きの違いにも十分注意しつつ，血中濃度を測定することが重要である．またテオフィリンの約10％はカフェインに代謝されることから，過量投与による心悸亢進には注意する必要がある．

チェック問題

問題

Q1 次の問いについて○×で答えよ
1. 新生児は，糸球体濾過量が小さい
2. 新生児は，体重あたり水分量が少ない
3. 新生児は，肝血流量が成人より少ない
4. 新生児は，グルクロン酸抱合能が未発達である
5. 新生児は，薬物の血中タンパク結合能が低い

Q2 新生児に関する記述のうち誤っているものはどれか
1. 新生児とは，生後1カ月までをいう
2. 新生児の副作用発現率は小児よりも低い
3. 新生児における薬物動態のデータは欠如している
4. 新生児の胃内pHは高い
5. 新生児の薬物吸収速度は小児よりも遅い

Q3 新生児における治療の特徴に関する記述で誤っているものはどれか
1. 細胞外液組成は幼児に比して低い
2. 体液組成は薬物の治療効果に影響する
3. 薬物によっては効果が強く出ることがある
4. 治療効果の情報は成人より少ない
5. 投与量の決定には難渋することが多い

Q4 小児の解熱に第一選択薬として使用されるものはどれか
1. アセトアミノフェン
2. メフェナム酸
3. ジアゼパム
4. スルピリン
5. ジクロフェナクナトリウム

Q5 小児の熱性痙攣時に坐薬として使用されるものはどれか
1. アセトアミノフェン
2. メフェナム酸
3. ジアゼパム
4. スルピリン
5. ジクロフェナクナトリウム

解答と解説

A1 解答：1. ○, 2. ×, 3. ○, 4. ○, 5. ○

A2 解答：2
一般的に新生児は生理機能が未発達であり，さらには薬物動態や副作用に関するデータは成人よりも少ない．

A3 解答：1
p82参照．新生児の治療に関するデータは少なく，副作用も発現しやすいために投与量の決定はきわめて慎重に行う必要がある．

A4 解答：1
p86参照．

A5 解答：3
p86参照．

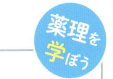

- カルボシステイン【去痰薬】(p85)
  カルボシステインは，気道粘液中のジスルフィド結合を開裂する作用ではなく，粘液分泌細胞の減少作用を有する．気道粘液構成成分の組成を正常化することで粘液粘度を低下させ去痰作用を示す．

- オセルタミビルリン酸塩【インフルエンザ治療薬】(p86)
  オセルタミビルリン酸塩（タミフル®）は肝臓で活性代謝物となり，インフルエンザウイルスのノイラミニダーゼを選択的に阻害し，ウイルスの増殖を抑制する．

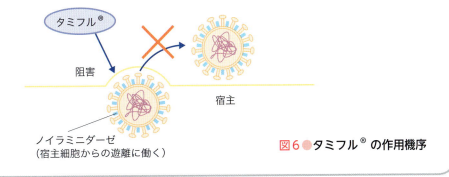

図6● タミフル®の作用機序

第8章 肝臓疾患を有する患者の薬物治療

学習のPOINT
- 肝臓疾患の症候と検査値の異常について説明できる
- 肝硬変の病態と治療について説明できる
- 薬物性肝障害について説明できる
- アセトアミノフェン中毒について説明できる
- 心機能低下による肝臓への影響について説明できる

コアカリ #11, 12

1 肝臓の生理機能

　肝臓には血管が豊富に存在し，若年成人では1kg程度の重量を示す．肝小葉という六角柱の構造物が集積して構成されている．門脈は，小腸から吸収した薬剤等を輸送する血管であり，肝動脈とともに肝臓の中心静脈へと流れ込んでいく．そのため生理機能は多岐にわたり，グリコーゲンや中性脂肪，コレステロールの合成・貯蔵・分解，薬物代謝や有害物質の解毒，さらには胆汁酸を生成し，ビリルビンなど胆汁排泄する役割も担う．

2 肝臓疾患の症候

　肝疾患では，初期は無症候性であるが，進行するにつれて体が痒い，だるい，食欲がないなどの訴えが出現する．
　また，肝臓障害が進行するとトランスアミナーゼ（AST，ALTなど）が血中より漏れ出たり，肝血流量の低下による代謝遅延やうっ血による上腹部不快感などが顕著になってくる．
　肝障害マーカーを表1に示す．

表1 ● 肝障害マーカー

マーカー	基準値	意義
アラニンアミノ基転移酵素（ALT）	5〜45U/L	肝細胞に特異的に存在するため，ALTの上昇は肝細胞の壊死を反映している
アスパラギン酸アミノ基転移酵素（AST）	10〜40U/L	肝細胞以外に血球や横紋筋にも存在するため，AST単独の上昇は必ずしも肝障害を反映するものではない
AST/ALT比		肝障害の場合は，この比が1より小さくなるが，1より大きい場合には，横紋筋融解症や心筋梗塞などの可能性がある
乳酸脱水素酵素（LDH）	120〜240U/L	LDHは，アイソザイムを区別して判定する必要がある．LDH1，LDH2が優位であれば心筋梗塞，LDH2，LDH3が優位であれば白血病や悪性リンパ腫，LDH5のみであると肝疾患が疑われる
アルカリフォスファターゼ（ALP）	5〜350U/L	ALPもアイソザイムで区別して判定すべきであり，ALP1，ALP2は肝，ALP3は骨に特異的であるとされている
γ-グルタミルトランスペプチターゼ（γ-GTP）	男 80U/L以下，女 30U/L以下	アルコール摂取によって酵素に強い誘導がかかるため，飲酒の程度を知る指標となる．これに加えてALTやASTの上昇が伴うとアルコール性肝障害の可能性が高まる

他にビリルビン値の著しい上昇で黄疸が認められる．また肝障害による肝機能低下が著しい場合，タンパク合成の機能も低下するために血清アルブミン，血液凝固タンパクも減少する

3 肝硬変

　肝硬変は，肝炎から病態が進行するものがほとんどであり，他にアルコール性肝障害もしくは非アルコール性肝障害が要因となることがある．

　代償性肝硬変では，残された肝細胞が代償的に機能しているが，病気が進行すると，非代償性肝硬変となり肝不全をきたす．

1) 症状

　主な症状には，全身倦怠感，顔や手足の浮腫，腹部膨満感，食欲減退，女性化乳房などがあり，食道静脈瘤，肝性脳症などの合併症にも要注意である．

　肝不全時は黄疸が出現し，血液中のアルブミン低下により血液中の水分が血管外に漏れやすくなり腹部に水分が溜まる．さらに肝機能の低下により血液中アンモニアが増え，肝性脳症に至っていく．

2) 治療

a. 浮腫・腹水

　まず治療は，塩分と水分を制限し，スピロノラクトンで治療を開始し，効果不十分な場合にフロセミドを併用する．また病態に応じてアルブミン製剤を使用する．

b. 肝硬変

　一般的に肝硬変の治療では，食事のタンパク質を制限し，ラクツロースやラクチトール水和物を用いる．ラクツロースおよびラクチトール水和物は，投与後，吸収されることなく下部消化管に達し，ビフィズス菌や乳酸菌によって分解され，乳酸・酢酸を産生する．これらの有機酸は，腸管内pHの酸性化をもたらし，アンモニア産生菌の発育を抑制するとともに，腸管内アンモニアの吸収を抑制するため，血液中のアンモニアが低下する．

　硫酸カナマイシンは，腸内のアンモニア産生菌を抑制することで，血液中のアンモニアを低下させる作用を有し，経口投与しても腸管からほとんど吸収されないため，腸内でのみ抗菌作用が発揮される．

　さらに肝硬変の治療には，アミノ酸製剤がきわめて有用である．Fisher理論によると，血液中に増加したフェニルアラニンやトリプトファン等の芳香族アミノ酸が脳内の偽性神経伝達物質の合成に関与し，正常な神経伝達であるドパミンやノルアドレナリンに代わって作用するために肝性脳症が出現する．Fisher比とは，分枝鎖アミノ酸と芳香族アミノ酸の比であり，肝不全時では低下し芳香族アミノ酸の比率が高くなる．アミノ酸製剤は，ロイシン，イソロイシン，バリン等の分枝鎖アミノ酸を増やし，芳香族アミノ酸を減らしてFisher比を高める（図1）．

　このように非代償性肝硬変では，黄疸，腹水が病態の進行とともに出現するために，対症療法を施行するが，併存疾患に対する従来までの薬物治療は，代謝能の低下が著しいために薬用量の減量や投与中止を考慮すべきである．

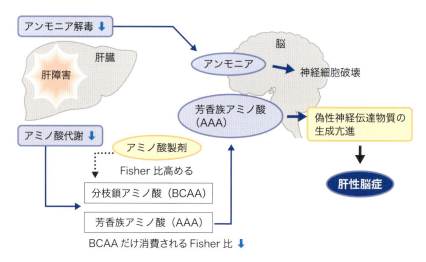

図1 ● 肝障害とアミノ酸製剤
Fisher比とは分枝鎖アミノ酸（イソロイシン・ロイシン・バリン）と芳香族アミノ酸（チロシン・フェニルアラニン）のモル比をいう

薬物性肝障害

1) 分類

　　薬物性肝障害は，薬物あるいはその代謝物に起因する「中毒性」とアレルギー性特異体質あるいは代謝性体質が原因の「特異体質性」に分類される．

　　「中毒性」は，薬物もしくはその薬物の代謝物が直接毒性を示し，症状は用量依存的で，すべてのヒトに発症する可能性がある（抗がん剤，アセトアミノフェンなど）．

　　「アレルギー性」は，薬剤だけでなくサプリメントや健康食品でも起こすことが多いとされている．発症機序は，薬剤またはその代謝物がハプテン[※1]となり，肝細胞の成分と結合し抗原性を得てアレルギー反応が成立する．

2) 症状

　　これらの代表的な症状には，全身症状（倦怠感，発熱，黄疸），消化器症状（消化不振，嘔気・嘔吐，心窩部痛，右季肋部痛），皮膚症状（皮疹，瘙痒感）があげられる．また，自覚症状を認めず肝機能検査所見が診断の契機となる場合も少なくないため，肝障害を起こす確率が高い薬剤の場合は肝機能検査を実施する必要がある．

　　アレルギー性特異体質による肝障害の初期症状としては，発熱（38〜39℃），発疹などのアレルギー症状が早期に現れ，しだいに全身倦怠感と嘔気・嘔吐などの消化器症状が出現する．

　　なお，薬剤性肝障害の場合，原因薬剤の中止で症状のほとんどが軽快するが，まれに肝不全に至ることもある．

3) 臨床分類

　　一般的に前述の「中毒性」「特異体質性」といった原因分類とは別に臨床分類がなされる．

❶ 肝細胞障害型

　　血液中のASTおよびALTが有意に上昇するものの特徴的症状は認められない．治療薬として，肝細胞保護作用を有するグリチルリチンを用いるが，副作用は低K血症が代表的である．さらにウルソデオキシコール酸も使用するが，劇症型に進展した場合には，血漿交換や血液透析を行う．

　　劇症肝炎を「重大な副作用」としている薬剤を表2に示す．

❷ 胆汁うっ滞型

　　血液中のビリルビンが上昇し，ALPやγ-GTPなどの胆道系酵素が上昇するため，黄疸症状や皮膚掻痒感が出現しやすい．治療薬は，ウルソデオキシコール酸を使用し，症状が遷延化した場合にはステロイドを使用する．

※1　ハプテン：抗体と結合するが，低分子であるため，単独では適応免疫応答を誘導できない分子．タンパク質と結合することで，抗体やT細胞の応答を誘発することができる．

表2 ● 医療用医薬品添付文書中に劇症肝炎が「重大な副作用」として記載される医薬品

抗てんかん薬	バルプロ酸ナトリウム
非ステロイド性抗炎症薬	ジクロフェナクナトリウム，ロキソプロフェンナトリウム
高血圧治療薬	ヒドララジン塩酸塩
糖尿病治療薬	アカルボース，ボグリボース，トログリタゾン（発売中止）
抗悪性腫瘍薬	メトトレキサート，カルモフール，テガフール（警告），フルタミド
高尿酸血症治療薬	ベンズブロマロン（警告）
抗甲状腺薬	プロピルチオウラシル
子宮内膜症治療薬	ダナゾール

5 アセトアミノフェン中毒

アセトアミノフェンは，解熱・消炎・鎮痛薬や総合感冒薬として，数百種類を超える一般用医薬品に含有されている．

服用数日後に重篤な肝障害を呈することがあるため，初診時に肝機能が正常であっても安心できないことがある．服用後24時間は，無症状か消化器症状がある程度で，服用12〜36時間後ASTやALTが上昇しはじめ，3日目くらいでピークに達する．大量に摂取すると，3〜4時間目くらいから昏睡や代謝性アシドーシスが現れることもある．

中毒量は150mg/kg以上であるが，アルコール性肝障害などの基礎疾患があれば150mg/kg以下でも肝障害が現れることがある．

アセトアミノフェンの血中濃度は，服用後4時間以内にピークとなり，それ以前は，正確な判定ができないため，通常血中濃度の測定は摂取後から4時間待つ必要がある．服用後4時間経過した血中濃度が200μg/mL以上あれば半数以上が重症の肝障害となるとされている．

通常量では，グルクロン酸抱合または硫酸抱合によって代謝されるが，大量投与の場合，CYP代謝も関与する（図2）．CYP代謝を受けるとアセトアミノフェンは，ヒドロキシ化されてN–アセチル–p–ベンゾキノンイミンという毒性物質になる（アセトアミノフェン2〜3gの長期投与で慢性肝障害を起こす）．

一方，特異体質性は薬物性肝障害の割合の大部分を占め，中毒性と違い用量非依存的であり，一般用医薬品や漢方薬でも起こることがある．

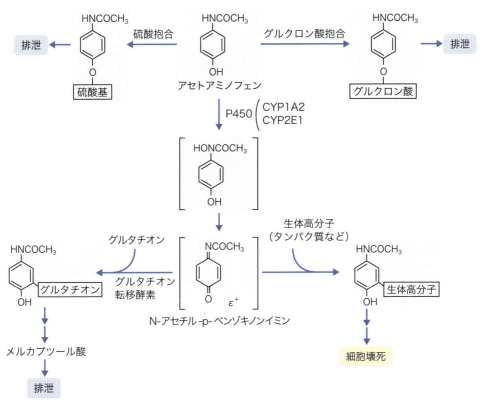

図2● アセトアミノフェンの代謝図
アセトアミノフェンは通常量ではグルクロン酸抱合および硫酸抱合により代謝される．しかし高用量ではP450系の代謝が活性化され，グルタチオンが十分であれば問題ないが消費されていくと代謝が進まず肝障害が悪化する

6 アカルボースによる肝障害

　アカルボースは，1993年12月に発売されたα-グルコシダーゼ阻害薬（食後過血糖改善薬）である．当初，臨床試験の段階では，肝機能障害は軽微といわれていたが，市販後重篤な報告が多数なされた．その後2002年1月に投与開始6カ月までは，月1回の肝機能検査が義務付けられていた．また，アカルボースの肝障害の98％が投与後1カ月以内に発症している．

　図3に示す症例では，アカルボース投与後20日では，ALT値が上昇し，その後最大で346IU/Lとなった．肝機能検査値の上昇時期と薬剤開始日を考慮すると，アカルボース誘発性肝障害と考えられた．入院時検査からB型，C型肝炎は否定されており，アカルボースの中止によってALT値は改善しているので，本症例はアカルボース誘発性肝障害と診断された（図3）．**このように薬剤性の肝障害は重篤性の高い症状が現れる前に防止できればほとんどが可逆性であると考えてよい．**

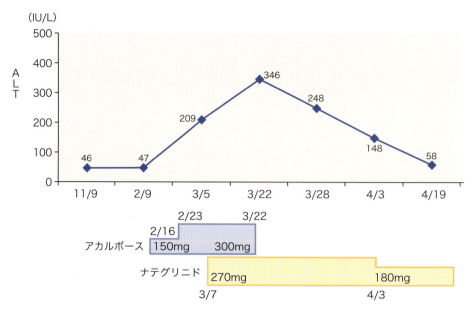

図3 ● アカルボース投与後のALTの変化

アカルボース投与後20日でALTが上昇し，最大で346IU/Lまで上昇した．しかし投与中止によりALTは徐々に下降し，可逆的に正常値にまで回復した（文献1を改変して転載）

7 心機能低下に伴う生体への影響

　心臓は，血液を全身に拍出する臓器であり，動脈には酸素に富む血液が流れ，静脈には，代謝物や二酸化炭素を含む血液が流れる．心臓の拍動は収縮期と拡張期に分けられ，正常なヒトでは心拍数が平均60回/分程度である．

　心機能が低下すると，心拍出量の減少を代償するために交感神経系の興奮が生じ，血中にアドレナリンが遊離される．α受容体を介して血管収縮が起こり，血流量は低下する．それに伴い，肺血流量や腎血流量が減少し，アルドステロン分泌増加が誘発されナトリウム貯留による浮腫が出現する．

1）心機能低下時の薬物動態

　吸収部位では，消化管血流量の減少や消化管運動の低下が起こるため，消化管吸収能の低下が起こる．また，循環血液量の減少による薬物の分布容積の減少や，低アルブミン血症による遊離型薬物の血中濃度上昇も引き起こされる．

　肝臓では，肝血流量の減少が起こり，薬物代謝酵素の活性低下に伴う肝クリアランスの低下が生じる（図4）．腎臓でも，肝臓のように血流量の減少による腎クリアランスの低下が引き起こされる．

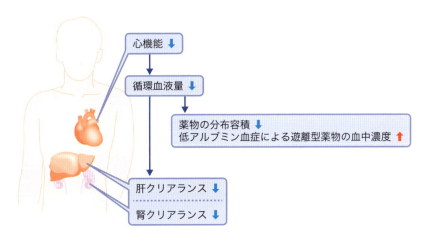

図4 ● 心機能低下時の薬物動態

心臓疾患などで心機能低下が引き起こされると，心拍出量が減少し肝や腎の血流量の減少へ影響をもたらすため，代謝遅延による薬物の体内蓄積を考える必要性がある．

2）心臓疾患時に注意すべき薬剤

- NSAIDs：重篤な心機能不全時には禁忌，心機能異常時には慎重投与である
- 抗不整脈薬：うっ血性心不全（禁忌）→ 陰性変時作用（心房の収縮能力の減少）により心拍出量の低下を示す
- Ca拮抗薬：うっ血性心不全に禁忌
- β遮断薬：うっ血性心不全に禁忌
- フェノチアジン系・ブチロフェノン系抗精神病薬：QT間隔の延長による心室性不整脈の危険性がある
- ドキソルビシン：用量によって不整脈や心不全を誘発する

文献

1) 片山 歳也, 大井 一弥：アカルボース誘発性肝障害の重篤化を防止できた一症例．医療薬学 29：300-304, 2003
2) 大井一弥 他：アカルボースによる放屁増加の副作用モニタリング．医療薬学 29：375-378, 2003

チェック問題

問題

☐ ☐ **Q1** 肝障害に関する記述として<u>誤っているもの</u>はどれか
1. 肝薬物代謝能が低下する
2. 肝薬物代謝酵素量が減少する
3. 血中アルブミン濃度が低下する
4. 薬物性肝障害のほとんどは不可逆性である
5. 肝血流量が低下する

☐ ☐ **Q2** 劇症肝炎などの重篤な肝障害について警告が出されている薬物はどれか
1. コルヒチン
2. プロベネシド
3. ベンズブロマロン
4. 炭酸水素ナトリウム
5. ベタメタゾン

☐ ☐ **Q3** 肝毒性が強い薬物を使用する際に必要な検査項目はどれか
1. ALT
2. Scr
3. LDH
4. CPK
5. PSA

☐ ☐ **Q4** 心拍出量減少後に起こる症状として<u>誤っているもの</u>はどれか
1. 肝血流量が減少する
2. 消化管血流量が減少する
3. 腎血流量が減少する
4. 肺静脈圧が上昇する
5. 副交感神経が興奮する

☐ ☐ **Q5** 胆汁うっ滞型の治療薬として正しいものはどれか
1. ウルソデオキシコール酸
2. シメチジン
3. アカルボース
4. ランソプラゾール
5. 小柴胡湯

解答と解説

A1 正解：4

肝障害が生じると肝血流量やタンパク合成能，さらには代謝酵素の活性全般が低下する．そのために薬剤の代謝遅延が起こりやすい．また薬剤投与後に起こる肝障害では重篤化になるまでに発見されればほとんどが可逆性であると考えてよい（p97も参照）．

A2 正解：3

p96の表2参照．

A3 正解：1

p93の表1参照．

A4 正解：5

p98参照．

A5 正解：1

p95参照．

- **アカルボース【食後過血糖改善薬】**(p97)

 アカルボースは，二糖類加水分解酵素であるα-グルコシダーゼを阻害し，小腸での糖質の吸収を抑制する．それにより未吸収の糖質が腸管下部へ移行し，糖質の吸収が遅れて，食後の過血糖を改善する．

 アカルボースは，肝障害の他に放屁増加が代表的な副作用であり，筆者らは，教育入院したアカルボース服用初回の患者において放屁増加のモニタリングを行った．その結果，当初の報告にあった，2～3カ月放屁が続くという結果よりも短いという新知見を得た（図5）．

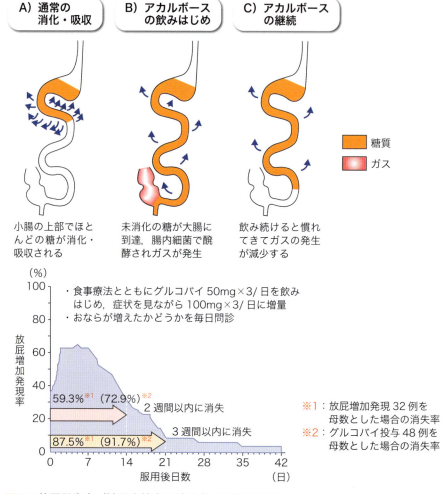

図5 ● 放屁発生率（糖尿病教育入院患者48例を対象）
（文献2より引用）

- **スピロノラクトン【カリウム保持性利尿薬】**(p93)

 スピロノラクトンは，アルドステロン受容体に対して競合的に働き，アルドステロンの結合を阻害する．スピロノラクトンは，副作用として女性化乳房が代表的であり，これに対して同系薬のエプレレノンは，アルドステロン受容体の選択性が高いためにホルモン依存の副作用発現は少ない．

第9章 腎臓疾患を有する患者の薬物治療

学習のPOINT

- 急性腎不全（AKI）の病態と治療について説明できる
- 慢性腎不全（CKD）の病態と治療について説明できる
- 腎機能標価法について説明できる
- 薬剤性腎障害について説明できる

コアカリ #10

1 腎臓の生理機能

　腎臓は，約20％の心拍出量の支配を受ける血流豊富な臓器であり，約150L/日の血液を糸球体で濾過し，有用な物質を尿細管で再吸収し，不要な物質を尿中に排泄している（図1）．糸球体は，濾過器官で血液を濾過して，老廃物を尿中へ捨てる役割を担い，濾過物としては，水，電解質，ブドウ糖，尿素，クレアチニンなどがある．糸球体濾過量（GFR）は，体循環の変化があっても一定に保たれるよう生理機能が働いている．投与された薬剤あるいはその代謝産物の腎からの排泄は，糸球体濾過あるいは尿細管細胞からの分泌による．

　輸入細動脈および輸出細動脈は，収縮，拡張をくり返しながら，糸球体内圧ならびに濾過量を一定に維持している．しかし，腎障害の発生で，濾過機能に変化が生じることになる．

　血管収縮物質には，アンジオテンシンⅡ，エンドセリン，カテコラミンがあり，血管拡張物質にはプロスタグランジン，NOがある．これらのバランスが崩れても，糸球体濾過量に影響する．

◆ 腎臓疾患の症候

　腎疾患は，無症候性の場合が大半で，おしっこの回数が減った，太った，食欲がないなどの訴えが初期症状であることが多い．他覚的な症状としては，まずタンパク尿がある．糸球体基底膜は，分子が規則的に配列し負に荷電している．血液中のタンパクも負に荷電しているため，正常な場合，糸球体基底膜は通過しないが，腎疾患を生じると糸球体の炎症が引き起こされ，網目の

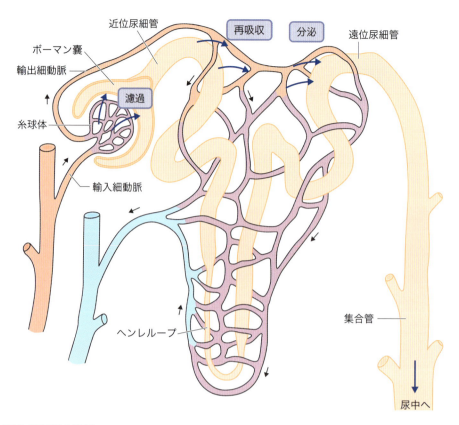

図1●腎臓の機能
腎臓は1日約170Lの血液を糸球体で濾過し，その99％を尿細管で再吸収し，他は尿として不要な物質を排泄する．糸球体濾過された溶液の再吸収は，約7割が近位尿細管で，次いでヘンレループで行われる．糸球体濾過量は，通常ほぼ一定であり，腎血漿流量の約20％であるとされている

組織がじわじわと破壊され，通常は漏れない物質が尿中に漏れ出るようになる．次いで血尿が生じるが，真っ赤な色調から，肉眼的に識別できない性状のものまでさまざまである．

2 腎疾患と種類

腎不全とは，ネフロンの障害によって腎機能が廃絶し，心・脳・肝・骨髄などの諸臓器が影響を受け，生体のホメオスタシスが破綻された状態をいう．

1）急性腎不全（acute kidney injury：AKI）

急性腎疾患が発生した場合，腎障害の部位や腎機能の評価ならびに細胞所見により以下に分類される．

① **腎前性腎不全**：脱水や出血などにより循環血流量の低下やNSAIDsによる腎血管抵抗の増大など，腎動脈から糸球体にかけての血管に原因がある場合をいう
② **腎性腎不全**：原因が糸球体にある場合，尿細管にある場合，血管にある場合，さらにはそれらが併発している場合も含んでいる．腎毒性物質の蓄積や腎虚血が長期にわたることで生じるとされている
③ **腎後性腎不全**：尿路結石，前立腺肥大など尿路の閉塞や狭窄によって水腎症を呈し，腎臓の内圧上昇が生じている状態をいう

▶ AKI（acute kidney injury）は，急速な腎機能低下により体液の恒常性が維持できなくなり，高窒素血症，体液過剰，電解質異常，その他の腎不全症状をきたす症候群である．血清クレアチニン0.3 mg/dL以上がAKIの定義になる．

▶ 慢性腎不全（chronic kidney disease：CKD）を有する患者は，腎機能が正常な患者よりAKIを発症する頻度が約3倍高い．院内AKIの罹患率は，一般社会で発症する症例の罹患率より，約5～10倍高いとされている．

▶ 高齢者に対するポリファーマシーは，AKI誘発の可能性を高めており，積極的な手術・薬物療法の介入がむしろ原因になることがある．

▶ **AKIを起こす薬剤**：NSAIDs，ARB（アンジオテンシンⅡ受容体拮抗薬），ACE阻害薬，造影剤，スタチン系薬剤など

▶ AKIを起こす薬剤のなかで，**造影剤腎症**は，ヨード造影剤投与後72時間以内に血清クレアチニン値が前値より0.5mg/dL以上または25％以上増加した場合をいう．造影剤を取り込んだ尿細管細胞は，活性酸素を産生し，アポトーシスやネクローシスを起こすことで，急性尿細管壊死を引き起こすと考えられている．予防法として薬剤投与前からの生理食塩液の投与が推奨されている．

▶ さらに，AKIに密接に関係があるのは**ショック**である．日本救急医学会では，ショックとは，「生体に対する侵襲あるいは侵襲に対する生体反応の結果，重要臓器の血流が維持できなくなり，細胞の代謝障害や臓器障害が起こり，生命の危機にいたる急性の症候群」と定義している．つまり，組織への循環障害による酸素および栄養の供給不足が問題であるとされている．AKIの予後は早期治療により可逆的であることが多い．

クラッシュ症候群

クラッシュ症候群は，災害時などで生じる倒壊物の下敷きになることで四肢が長時間圧迫を受け，救助などの圧迫解除によって急速に現れる骨格筋の損傷と，これによって引き起こされる全身症状を呈する症候群である（図2）．圧迫ということで考えれば，昏睡患者や，術中患者の長時間臥床，ギプス固定など臨床現場でも十分起こりえる．

クラッシュ症候群は，損傷を負ったときから病態が進行しており，損傷を受けた筋肉から，細胞内容物のカリウムやミオグロビン，さらには傷害によって惹起された炎症性サイトカインなどのメディエーターが全身循環に放出される．これら全身循環に放出された因子は，カリウム血症

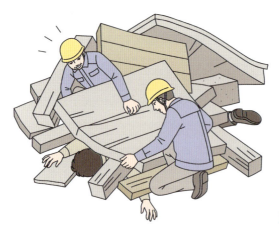

図2● クラッシュ症候群

による不整脈や低循環性ショックを引き起こすため，病院搬送までの大きな死亡要因となっている．死亡に至らない場合も病院に搬送された後に約半数以上の患者が，ミオグロビン尿性急性腎不全を発症し腎臓からのカリウム排泄が障害されており，高カリウム血症によりその後死亡に至るリスクは高い．

2) 慢性腎不全（chronic kidney disease：CKD）

図3に示すように健常な高齢者であっても加齢による生理的な腎機能低下がみられるため，CKDへの移行率が高まる．CKDの診断は，3カ月以上にわたり，血清クレアチニンから推定される糸球体濾過量（estimated glomerular filtration rate：eGFR）が60mL/分/1.73m^{2}以下，もしくはタンパク尿などの腎障害がみられる場合のいずれかに合致する場合である．

CKDの重症度分類を表1に示す．

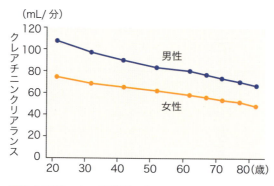

図3● 加齢による腎機能の低下

表1 ● CKDの重症度分類

原疾患	タンパク尿区分		A1	A2	A3
糖尿病	尿アルブミン定量（mg/日） 尿アルブミン/Cr比（mg/gCr）		正常	微量アルブミン尿	顕性アルブミン尿
			30未満	30〜299	300以上
高血圧 腎炎 多発性嚢胞腎 移植腎 不明 その他	尿タンパク定量（g/日） 尿タンパク/Cr比（g/gCr）		正常	軽度タンパク尿	高度タンパク尿
			0.15未満	0.15〜0.49	0.50以上
GFR区分 (mL/分/ 1.73 m²)	G1	正常または高値	≧90		
	G2	正常または軽度低下	60〜89		
	G3a	軽度〜中等度低下	45〜59		
	G3b	中等度〜高度低下	30〜44		
	G4	高度低下	15〜29		
	G5	末期腎不全（ESKD）	<15		

重症度は原疾患・GFR区分・タンパク尿区分を合わせたステージにより評価する．CKDの重症度は死亡，末期腎不全，心血管死亡発症のリスクを表す． のステージを基準に， ， ， の順にステージが上昇するほどリスクは上昇する
※KDIGO CKD guideline 2012を日本人用に改変
（文献1, p3より引用）

a. 腎機能評価法

❶ イヌリンクリアランス

イヌリンを用いたイヌリンクリアランスは，古くから用いられている腎機能評価法である．イヌリンは静注する外因性のGFRマーカーで，生体内に投与されると，全身循環血液に分布し，血漿タンパクと結合せず糸球体で濾過された後，尿細管分泌や再吸収を全く受けず，尿中に排泄される．

❷ クレアチニンクリアランス（Ccr）

クレアチニンは全身の筋肉から生成され，循環血液中でタンパクと結合せず，ほぼ糸球体濾過により排泄される[※1]．

クリアランスとは，イヌリンやクレアチニンが糸球体や尿細管によって尿中排泄される割合をいう．Ccrは，腎機能低下に伴い，血清クレアチニン値Scr（mg/dL）が上昇するため，コッククロフト・ゴールト（Cockcroft and Gault）の推定式によって算出可能である．

$$Ccr(mL/分) = \frac{(140 - 年齢) \times 体重(kg)}{72 \times Scr(mg/dL)} \quad (女性の場合は \times 0.85)$$

※1 クレアチニンは一部尿細管からの分泌がある．

一方，注意すべきこととして，高齢者では若年成人に比して筋量の減少があるため，生理的な加齢による腎機能低下の場合でも血清クレアチニンの上昇が起きにくく，Ccrだけでの評価がしにくい．

❸ eGFR式

前述のようにイヌリンやクレアチニンを用いた評価法は，正確性は高いものの2時間もしくは24時間蓄尿する必要があり，現実に即していない面がある．eGFRは，血清クレアチニン値Scr (mg/dL)，年齢，性別から糸球体濾過値を概算する式であり，簡便性は高い．

$$\text{eGFR}(\text{mL}/\text{分}/1.73\text{m}^2) = 194 \times \text{Scr}^{-1.094} \times \text{年齢}^{-0.287} (\text{女性の場合は} \times 0.739)$$

❹ シスタチンCによる推算

シスタチンCは，分子量約13,000の低分子タンパクで，クレアチニンと異なり，広く血液中および組織に分布している．また，糸球体濾過のみで排泄され，近位尿細管で再吸収されてアミノ酸に分解される．そのためシスタチンCの血中濃度は腎機能の低下により上昇することが明らかであり，患者の筋肉量とは相関性がないため，高齢者においても指標として使用しやすい．

b. CKDの治療

CKDでは糸球体の障害により，GFRが徐々に低下することで循環血液量が増加し，血圧が上昇傾向になる．そのため治療には，腎保護作用を有するACE阻害薬およびARBを第一選択とする．降圧効果が不十分な場合Ca拮抗薬を併用し，さらに利尿薬も追加することがある．また，利尿薬は降圧以外にも浮腫の改善にも用いられる．

さらに薬物療法に加えて食事療法も重要で，減塩，低タンパク，カロリー25〜35/kg/日が推奨される．他の生活習慣病である糖尿病や高脂血症の併発によって糸球体硬化がさらに進行するため，透析への移行を抑止するためにも，これら治療は重要である．

その他にリン吸着薬（セベラマー塩酸塩，炭酸カルシウムなど），ビタミンD，尿毒素物質吸着に対してクレメジン，代謝性アシドーシスに対して炭酸水素ナトリウムなどが使用される．

合併症対策として，後述する腎性貧血およびCKD-MBDに対する治療管理が重要である．

❶ 腎性貧血

腎性貧血は腎でのエリスロポエチンの産生が低下するために発症し，貧血は心血管イベントの独立したリスクファクターである．現在の腎性貧血の治療では，赤血球造血刺激因子製剤（ESA）が汎用されている．さらにESAによる赤血球産生を補助する目的で，経口および静注の鉄剤が併用されている．このESAには，組換え型ヒトエリスロポエチンであるエポエチンαおよびβ製剤が1990年代から使用されてきたが，2007年にダルボポエチンαが初の長時間作用型製剤として開発され，現在では主力として使用されている．

❷ CKD-MBD（CKDに伴う骨・ミネラル代謝異常）

CKDの進行は，ビタミンD・副甲状腺ホルモン（PTH）や，カルシウム・リン異常をきたす．これらの異常は，骨代謝のみならず，血管石灰化をはじめとした心血管イベントにも関与し，CKDに伴う骨・ミネラル代謝異常（CKD-MBD）としても広く認知されている（図4）．

副甲状腺ホルモン（PTH：パラトルモン）は，副甲状腺から分泌されるホルモンである．副甲状腺は上皮小体ともよばれ，甲状腺の背側に左右上下4個存在する．PTHの作用組織は，骨と腎臓であり，骨からのカルシウムの放出と，腎へのカルシウムの再吸収とリン酸の尿中への排出を促進する．また，活性型ビタミンDを介するカルシウム吸収も促進する．

血中のカルシウム濃度はPTHと甲状腺で産生されるカルシトニン，活性型ビタミンDの協同作用で調整されている．

腎不全になると，低カルシウム血症，高リン血症，腎でのビタミンDの活性化障害，PTHの過剰分泌により二次性副甲状腺機能亢進症（SHPT），骨病変，血管の石灰化等が生じる．なかでも，**二次性副甲状腺機能亢進症**は，発症頻度が高いうえ，重篤な病態を呈することがある．CKD患者の場合，低カルシウム血症，高リン血症，活性型ビタミンD低下等が適切に補正されなければ，PTHの分泌が刺激され，高回転骨病変（線維性骨炎）や心血管系の石灰化等を生ずる．

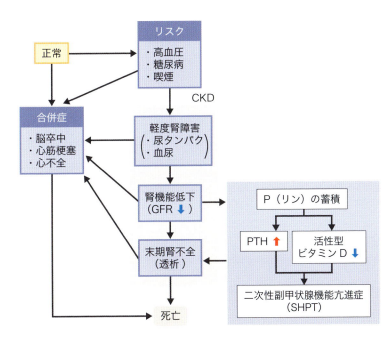

図4 ● CKDの発症と進行の概念

c. CKDで注意が必要な薬剤

CKDで注意が必要な薬剤を表2に示す．

表2 ● CKDで注意が必要な薬物と病態

CKDでは注意して使用すべき薬物
● NSAIDs（腎血流低下，間質性腎炎，急性尿細管壊死，ネフローゼ症候群）
● アムホテリシンB（尿細管壊死，腎血流低下，尿細管アシドーシス）
● シスプラチン（尿細管壊死）
● シクロスポリン（腎血流低下，慢性尿細管・間質性腎炎）
● アミノ配糖体（尿細管壊死），イホスファミド（尿細管壊死）
● ヨード系造影剤（腎血流低下，急性尿細管壊死）
● メトトレキサート（閉塞性腎不全，尿細管壊死）
● マイトマイシンC（糸球体障害，溶血性尿毒症症候群）
● リチウム（腎性尿崩症），D-ペニシラミン（糸球体障害）
● フィブラート（横紋筋融解症）
● ゾレドロネート（尿細管壊死），パミドロネート（ネフローゼ症候群）

（文献1，p96より引用）

3 薬剤性腎障害

投与された薬剤が引き起こす腎症をいい，病態は一律ではなく，糸球体障害，尿細管・間質障害，血管障害に分類される．

① 糸球体障害：薬の代謝物がハプテンとして働き，糸球体と反応する抗体が生ずる免疫学的機構により引き起こされると考えられている
② 尿細管・間質障害：尿細管・間質障害は薬剤性腎症のなかで高頻度に認められる．特に，尿細管障害では，糸球体濾過量の低下とともに電解質および塩酸基平衡異常を伴い，高カリウム血症が起こりやすい
③ 血管障害：血管の収縮によって腎虚血になり，糸球体内圧の低下が認められる

❶ シスプラチン

近位尿細管を中心に尿細管上皮細胞傷害が認められる．

シスプラチンは投与24時間以内に約20％が尿中に排泄されるため，腎障害予防として生理食塩液による水負荷投与を12時間前より投与後24時間まで1.5mL/kg/時間で行うことが望ましい．

❷ アミノグリコシド系抗菌薬（ゲンタマイシン，アミカシン，ストレプトマイシンなど）

尿細管上皮に対する直接障害と虚血性変化による障害が認められる．

本薬剤は漫然と投与せず，少量頻回投与よりも「1日1回投与」により副作用が回避可能である．血中濃度と毒性が直接関連しているため，TDMによるトラフ値測定を行うことが望ましい．

❸ ニューキノロン系抗菌薬

アレルギー性の急性腎炎，尿細管腔の閉塞障害などが認められる．

本薬剤はアルカリ尿では溶解性が悪く，結晶析出による障害が問題となる．

❹ ヨード造影剤

造影剤は約99％が尿中へ排泄されるため，直接的な尿細管上皮細胞の毒性発現が起こる．

❺ アロプリノール

アロプリノールは，活性代謝物であるオキシプリノールが腎排泄型薬剤のため，下記の表3を参考にして投与量の調整を行う必要がある．

一方で，フェブキソスタットは，中等度までの腎機能低下例では，減量等の必要がない薬剤である．本薬は同じキサンチンオキシダーゼ阻害薬に分類されるが，キサンチンオキシダーゼの基質となって阻害する作用を有していない．

表3 ● 腎機能に応じたアロプリノールの使用量

腎機能	アロプリノールの投与量
Ccr＞50mL/分	100～300mg/日
30mL/分＜Ccr≦50mL/分	100mg/日
Ccr≦30mL/分	50mg/日
血液透析施行例	透析終了時に100mg
腹膜透析施行例	50mg/日

（文献2，p93より引用）

文献

1）『CKD診療ガイド2012』（日本腎臓学会編），東京医学社，2012
2）『高尿酸血症・痛風の治療ガイドライン第2版2012年追補版』（日本痛風・核酸代謝学会ガイドライン改訂委員会編），メディカルレビュー社，2012

チェック問題

問題

- [ ] **Q1** 次に示す物質で血管拡張作用を示すものはどれか
    1. アンジオテンシンⅡ
    2. アルドステロン
    3. エンドセリン
    4. プロスタグランジン
    5. カテコラミン

- [ ] **Q2** 薬剤性腎症を最も起こしやすいと考えられる薬剤はどれか
    1. プロプラノロール
    2. プレドニゾロン
    3. エピネフリン
    4. ゲンタマイシン
    5. イソニアジド

- [ ] **Q3** AKIに関連性のないものはどれか
    1. 急性間質性腎炎
    2. 高齢者
    3. 活性酸素
    4. クラッシュ症候群
    5. アルカローシス

- [ ] **Q4** CKD発症に関連性のないものはどれか
    1. 加齢
    2. 喫煙
    3. 性差
    4. 高血圧
    5. 感染症

- [ ] **Q5** Ccrが40 mL/分の患者に対して,アロプリノールの最適投与量として正しい値はどれか
    1. 10 mg
    2. 50 mg
    3. 100 mg
    4. 200 mg
    5. 300 mg

解答と解説

A1 正解：4
p103参照．

A2 正解：4
p110参照．

A3 正解：5
p104〜106参照．AKIではミオグロビンによる尿細管障害，脱水さらには代謝性アシドーシスが加わることが特徴的である．

A4 正解：5
CKD患者は北より南に多く，男性で患者は増え続け，女性では頭打ちの傾向にあり，男女差があるといえる．既往歴も関係するが，感染症は多岐にわたり，今のところそれらとCKDとの関連性を示すデータはない（p109も参照）．

A5 正解：3
p111参照．腎機能が 30 mL/分＜Ccr≦50 mL/分の場合，アロプリノールの投与量は 100 mg/日が妥当である．

- **エリスロポエチン【造血ホルモン】**（p108）
  慢性腎不全では，エリスロポエチン分泌低下による腎性貧血が起こりやすいため，治療にはエリスロポエチン製剤が用いられる．製剤には，エポエチンアルファ，エポエチンベータ，ダルベポエチンアルファなどがあり，半減期が異なるなど多様性に富む．

- **フェブキソスタット【痛風・高尿酸血症治療薬】**（p111）
  フェブキソスタットは，アロプリノールと同様の作用点でキサンチンオキシダーゼを阻害するが，アロプリノールのようにキサンチンオキシダーゼの基質となって阻害せず，アロステリック効果により阻害する．また，アロプリノールのように軽度腎機能低下患者で，減量を考慮する必要がない．

第10章 透析患者の薬物治療

学習のPOINT
- 透析導入の目的について説明できる
- 透析患者で注意すべき薬剤について説明できる
- 透析患者の合併症と薬物治療について説明できる

コアカリ #11

1 透析導入

　CKD（慢性腎臓病）は，根本的治療がないために病態が徐々に進行すると末期腎不全になり，腎代替療法として透析が導入される．透析は腎機能が完全に障害され，体液の恒常性の維持が困難になった患者に対し，人工腎臓（人工透析機）を用いて，腎排泄できない尿毒症の原因物質をとり除く療法を行う．

❶ 血液透析

　血液透析は，血液を体外にとり出し，ダイアライザーという透析器に通すことによって血液を浄化する（図1）．また，血液透析は週2〜3回，1日3〜5時間行い，その内容は，腎機能，食事，検査結果を見て決定される．大量の血液を循環させるため，動脈と静脈をつなぐシャント手術を行い，動脈から静脈に血液が流れるようにする．

　一般的にシャント手術は，利き腕ではない方で行い，皮下静脈が膨らんだ部位に静脈留置針を刺す．また静脈留置針穿刺時には痛みが生ずるため，疼痛緩和を目的としてリドカインテープ（リドカイン18mg）1回1枚を静脈留置穿刺予定部位に約30分間貼付する．

❷ 腹膜透析

　一方で，腹膜透析は，腹膜を利用して腹腔内へ一定時間透析液を貯留し，体内の尿毒素を腹膜の毛細管を介して透析液へ移行させる（図2）．そして，1日4〜5回のパック交換が行われる．シリコンゴムカテーテル炎症や感染症に注意する必要がある．

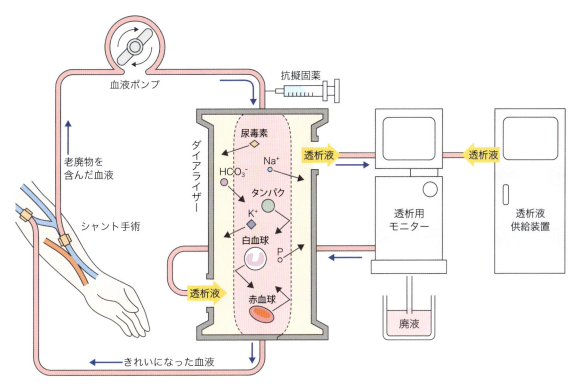

図1 ● 血液透析のシステム

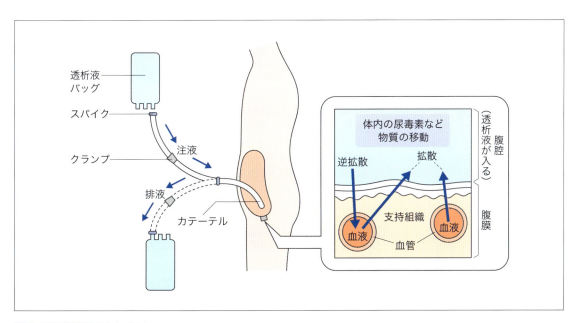

図2 ● 腹膜透析のシステム

◆ 透析の目的

① 尿毒素の除去：本来の腎であれば除去できるが，腎不全で体内に残存するため行う．
② 水分の除去：水分除去能力が低下するため，水分摂取が制限される．水分摂取が排泄より優位になった場合には，心機能低下や心肥大に注意する必要がある．
③ 電解質の補正：Na，K，P，Caが体内で過剰になる傾向があり，Caの沈着で動脈硬化が進行する．また，電解質と体液量の急激な変化により不整脈も誘発される．
④ pHの調節：アルカリになるようアルカリ化剤を投与する．

透析の副作用

▶ **透析骨関節症**：ビタミンDの不足やPの増加により，透析が長期にわたると重症化し骨折が高頻度で起こる．
▶ **透析アミロイドーシス**：β_2-ミクログロブリンが前駆タンパクとなり，アミロイド線維が骨・関節などに沈着し，炎症や痛みを発症する．特に透析歴が10年以上と長い症例で顕著である．

2 薬物治療

1）合併症と薬物治療

透析患者に使われる主な薬剤には図3に示すようなものがある．

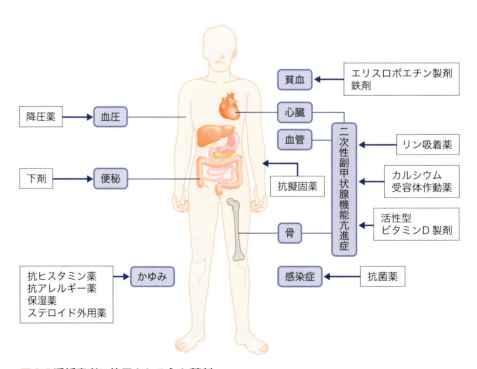

図3● 透析患者に使用される主な薬剤

❶ 高血圧

ACE阻害薬，ARB（アンジオテンシンⅡ受容体拮抗薬），Ca拮抗薬，α遮断薬は，透析性はあるが，β遮断薬は，脂溶性のために透析性はない．

透析中には，日常的に血圧が高く降圧薬が必要であっても，昇圧薬が必要な場合がある．

ARB，Ca拮抗薬，α遮断薬などの降圧薬が多く処方されている患者に，後述のような昇圧薬が同時に処方されることがある．

処方例

①ニフェジピン-L（アダラート®L）錠20mg　1回1錠 1日2回　朝夕食後（非透析日）
②ニフェジピン-L（アダラート®L）錠10mg　1回1錠 1日1回　夕食後（透析日）
③アメジニウムメチル硫酸塩（リズミック®）錠10mg　1回1錠 1日1回　朝食後（透析日）

解説

これは長期にわたり透析を行ってきた患者や糖尿病性腎症から透析導入した患者によくみられる処方である．本患者は，カルシウム・リンのコントロールが難しいため，血管内の石灰化を起こしやすく，さらに糖尿病性腎症の患者では動脈硬化など，血管の柔軟性に障害があるためである．透析中は，体内の減少した循環血液量とそれに見合った血管の太さのバランスが崩れて急激に低血圧になり，循環血流の低下でダイアライザーの濾過機能が適正に機能せずに血液浄化能が低下する．それを防止するために透析日には昇圧薬を服用し，心臓からの血液排出量を高めて透析を行う．

❷ 腎性貧血

透析患者の腎性貧血に対して赤血球の産生を促進するホルモンであるエリスロポエチン製剤が投与される．また，鉄剤として内服のクエン酸第一鉄ナトリウムや注射である含糖酸化鉄も投与される（第9章，p108参照）．

❸ 高リン血症

食物由来のリンが腸管吸収された後，腎臓から尿として排泄されないため，リン吸着薬の炭酸カルシウムやセベラマー塩酸塩，炭酸ランタンなどが使用される．

❹ 二次性副甲状腺機能亢進症（活性型ビタミンD）

ビタミンDは肝臓で25位が水酸化され，さらに腎臓で1α位の水酸化が行われ活性を示す（図4）．活性型ビタミンDは小腸のカルシウム輸送体タンパク質の合成を促進して，カルシウムの吸収を促進する．また，骨細胞のカルシウム代謝にも作用し，血中のカルシウム代謝に関与している．そのため，腎不全患者には腎でのビタミンDの活性化ができないために，1α位の水酸化されたアルファカルシドール（アルファロール®）が用いられる．なお血清中のカルシウム濃度とリン濃度のバランスは，副甲状腺ホルモン，活性型ビタミンD，カルシトニンによって保たれており，アルファカルシドールはカルシウム濃度を上げることが主な目的で使用される（第9章，p109参照）．

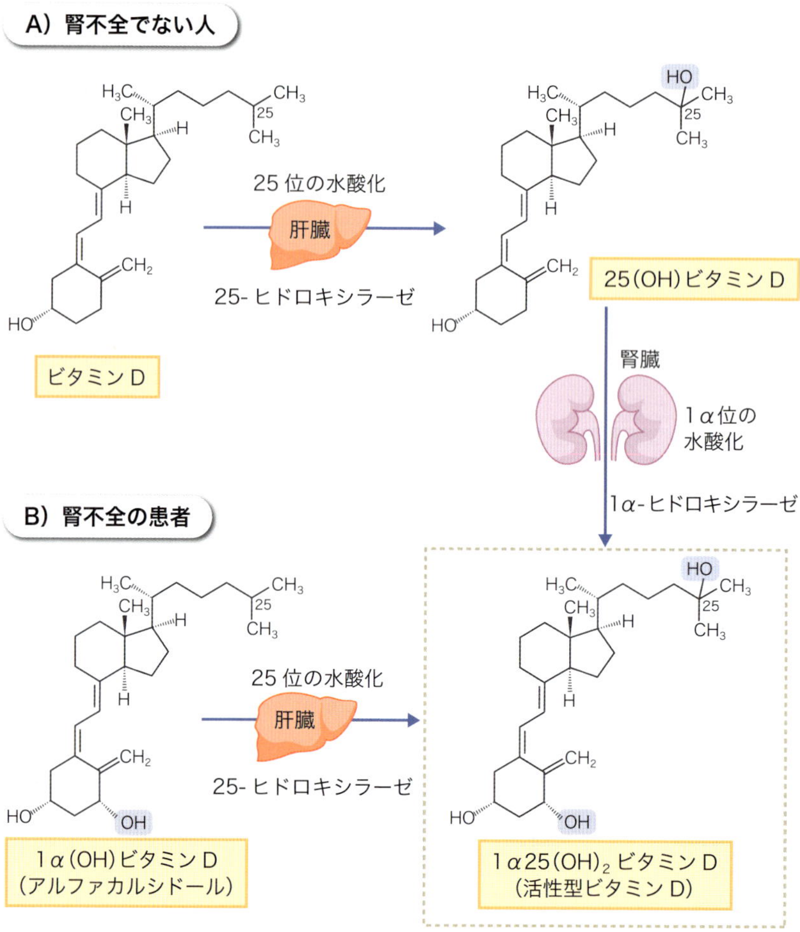

図4● 活性型ビタミンDの合成

腎不全患者は活性型ビタミンDを得るために，アルファカルシドールを服用する
A) 腎不全でない人は，ビタミンDが肝臓で25位が水酸化された後，腎臓で1α位が水酸化されて活性型ビタミンDになる
B) 腎不全の患者は，ビタミンDの1α位の水酸化が腎で行われないため，1α位の水酸化された1α(OH)ビタミンDが投与されて，肝臓における25位の水酸化により活性型ビタミンDになる

❺ 便秘

水分制限および透析による除水や食物繊維の摂取不足により便秘は頻発する．処方としてセンノシドやピコスルファートナトリウムなどが用いられる．

❻ 皮膚掻痒感

透析での除水により体内の水分量が低下しているため，皮膚の角層水分量が減少していることが考えられる．さらに皮膚バリア機能低下による皮膚掻痒症で苦しんでいる患者も多いために，ヘパリン類似物質製剤（ヒルドイド®）などの保湿薬で乾燥皮膚の治療を行う．それでも軽快しない場合には抗ヒスタミン薬の内服や，ステロイド外用薬を使用する．ひどい皮脂欠乏に伴う乾燥

皮膚の場合，角質のバリア機能が破壊しており，C線維の末端が活性化され，中枢神経においてかゆみを感じる．

血液透析患者では，血漿中のβ-エンドルフィンオピオイドミュー（μ）受容体（以下，μ受容体）を作動させる内因性オピオイド濃度が高いこと，また，血液透析患者のうちかゆみの強い患者ほど血漿中のβ-エンドルフィン濃度が高いことから，血液透析患者の痒みの発現には，μ受容体の活性化が関与していると考えられる．また，オピオイド受容体には主に3つのサブタイプ（μ，κ，δ）が存在し，作用発現特性はサブタイプごとに異なり，κ受容体はμ受容体と相反する薬理作用を示すとともに，μ受容体を介した作用を抑制する働きを有することが知られている．

ナルフラフィン塩酸塩は，κ受容体に選択的に作用し薬理効果を示す．

2）透析患者で注意すべき薬剤

a. 透析患者で減量すべき薬剤

透析患者で減量すべき代表的薬剤を以下に示す．

▶ ファモチジン
  Ccr 60mL/分未満 → 1回20mg 透析後1回
  Ccr 20mL/分未満 → 1回10mg 透析後1回
▶ アシクロビル
  Ccrを見て投与量を調節する → 減量しても意識障害の出現が時々ある
▶ オセルタミビルリン酸塩
  通常1回1カプセル（75mg）1日2回5日のところ，
  透析の場合1回1カプセル（75mg）1日1回5日
▶ アロプリノール　第9章のp111（表3）参照
  Ccr＞50mL/分 → 100〜300mg/日（1〜3回に分けて）
  30mL/分＜Ccr≦50mL/分 → 1回100mg　1日1回
  Ccr≦30mL/分 → 1回50mg　1日1回

b. 透析患者における禁忌薬

透析患者における禁忌薬を表1に示す．

表1 ● 透析患者における禁忌薬

分類	一般名	商品名
抗不整脈薬	ソタロール塩酸塩	ソタコール®
	シベンゾリンコハク酸塩	シベノール®
肺高血圧治療薬	タダラフィル	アドシルカ®
片頭痛治療薬	リザトリプタン安息香酸	マクサルト®
抗うつ薬	デュロキセチン塩酸塩	サインバルタ®
パーキンソン病薬	アマンタジン塩酸塩	シンメトレル®
	プラミペキソール塩酸塩水和物	ミラペックス®
抗凝固・抗血小板薬	エドキサバントシル酸塩水和物	リクシアナ®
	ダナパロイドNa	オルガラン®
	ダビガトランエテキシラートメタンスルホン酸塩	プラザキサ®
	リバーロキサバン	イグザレルト®
脳保護薬	エダラボン	ラジカット®
フィブラート系	フェノフィブラート	リピディル® ほか
	ベザフィブラート	ベザトール®SR
スルホニル尿素薬	グリクラジド	グリミクロン®
	グリベンクラミド	ダオニール®
		オイグルコン®
	グリメピリド	アマリール®
ビグアナイド薬	ブホルミン塩酸塩	ジベトス
	メトホルミン塩酸塩	グリコラン®
		メトグルコ®
	ピオグリタゾン	メタクト®
速効型食後血糖降下薬	ナテグリニド	スターシス®
		ファスティック®
インスリン抵抗性改善薬	ピオグリタゾン塩酸塩	アクトス®
抗アレルギー	セチリジン塩酸塩	ジルテック®
リウマチ薬	メトトレキサート	リウマトレックス®
	オーラノフィン	リドーラ®
ビスホスホネート	エチドロン酸二Na	ダイドロネル®
	リセドロン酸Na水和物	アクトネル®
		ベネット®
抗潰瘍薬	水酸化アルミニウムゲル・マグネシウム配合剤	マーロックス®
	水酸化アルミニウムゲル	アルミゲル®
	ジサイクロミン塩酸塩・水酸化マグネシウム配合剤	コランチル®
	スクラルファート水和物	アルサルミン®

(文献1より引用)

文献

1) 石岡邦啓.『腎障害・透析患者を受けもったときに困らないためのQ&A』, p296, 羊土社, 2014

チェック問題

問題

□ □ **Q1** 血液透析によって除去されやすい薬物の特性として，誤っているものはどれか
1. 分子量が大きい
2. 水溶性である
3. 分布容積が小さい
4. 血漿タンパク結合率が小さい
5. 血漿タンパク非結合型薬物である

□ □ **Q2** 腎毒性の強い薬物を使用する際に必要な検査項目はどれか
1. AST
2. LDH
3. γ-GTP
4. BUN
5. CPK

□ □ **Q3** 腎性貧血に有効な薬剤はどれか
1. アシクロビル
2. セベラマー塩酸塩
3. 炭酸カルシウム
4. エリスロポエチン
5. ピコスルファートナトリウム

□ □ **Q4** 乾燥皮膚に有効な薬剤はどれか
1. ヘパリン類似物質
2. セベラマー塩酸塩
3. チクロピジン塩酸塩
4. ウロキナーゼ
5. ワルファリン

□ □ **Q5** 血液透析時の掻痒症に関係のない用語はどれか
1. β-エンドルフィン
2. α受容体
3. μ受容体
4. κ受容体
5. ナルフラフィン塩酸塩

解答と解説

A1 正解：1
血液透析で除去されやすい薬物は「分子量が小さい」「水溶性」「分布容積が大きい」「血漿タンパク結合率が小さい」「血漿タンパク非結合型」などの特徴がある．

A2 正解：4
AST，LDH，γ-GTPは主に肝機能検査の指標となり，CPKは筋疾患などの検査指標となる．

A3 正解：4
p117参照．

A4 正解：1
p118参照．

A5 正解：2
p119参照．

- **アルファカルシドール【活性型ビタミンD製剤】**(p117)

　ビタミンDは，肝臓で25位が水酸化され，その後腎臓で1α位の水酸化酵素によって活性型ビタミンDになる．しかし腎不全患者では，腎臓で1α位の水酸化が行われないために，1α位の水酸化された1α(OH)ビタミンD（アルファカルシドール）が投与され，肝臓で25位が水酸化されて活性型ビタミンDになる．

- **アシクロビル【抗ウイルス薬】**(p119)

　アシクロビルは，ヘルペスウイルス内で活性型アシクロビル三リン酸までリン酸化される．アシクロビル三リン酸はdCTPと競合し，DNAポリメラーゼによってウイルスDNAに組込まれてウイルスの複製を阻害する．本剤は尿細管での結晶析出による腎障害ならびに脱水を避けるために輸液等確保しながらゆっくり投与することが必要である．

第11章 高齢者の生理機能と薬物治療の概要

学習のPOINT

- 高齢者の生理機能について説明できる
- フレイルとサルコペニアについて説明できる
- 老化バイオマーカーについて説明できる

コアカリ #09

1 高齢者の動向

　本邦は，経済状況の好転による生活水準の向上により，平均寿命が延び続け，今や経験したことのない超高齢社会に突入している．

　総務省は，2016年10月1日現在の日本の総人口が前年より16万2千人減り，1億2,693万3千人になったとする人口推計を発表した．人口減は6年連続である．働き手の中心である15～64歳の生産年齢人口の割合が約60％と低下を続ける一方，65歳以上の高齢者の割合は上昇が続き，27％を超え，過去最高となった．

　また，厚生労働省の患者調査では，65歳以上の1日あたりの外来患者が2011年は332万人9,900人と推計され，前回の2008年の調査から約25万人増えている．80歳の患者が手術を受けることなども珍しくなくなってきている．

　日本の高齢者は半数近くが何らかの自覚症状を訴えており，日常生活に影響がある人は，4分の1程度とされている（図1）[1]．さらに，特徴的なデータとして，65歳以上の要介護者等認定者数は2003年度末から10年後の2013年度末では198.7万人増加したとなっている[1]．

　そもそも健康観は若年成人と高齢者では異なり，たとえ元気といっても，高齢者では特有の生理機能の変化があり，病気に特徴があるため，加齢の影響を正しく理解しておく必要がある．

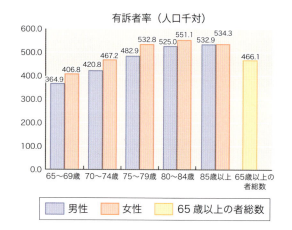
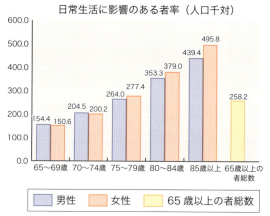

図1● 65歳以上の有訴者率と日常生活に影響のある者率(人口千対)
約半数の人が何らかの自覚症状を訴え,約4分の1の人が日常生活に影響をきたしている
資料:厚生労働省「国民生活基礎調査」(平成25年)(文献1より引用)

2 高齢者の生理機能(図2)

　高齢者は,加齢に伴いほとんどの生理機能が低下するため,薬剤投与後の薬物動態の変化を考慮し,長期にわたる薬剤投与や多剤併用によるイベント発生に対して注意しなければならない.
　高齢者では,消化管血流量,胃内容排出速度,体内水分量,血中アルブミン量,肝血流量,腎血流量,糸球体濾過量がすべて低下していると考えられる.上昇するものとしては,体内水分量に比して相対的な脂肪量と胃内pHくらいである.
　以下に臓器別に生理機能の変化について述べる.

1) 胃

- ▶ 胃内pHは上昇する
- ▶ 消化管運動能,胃内容排出速度,消化管血流量,胃粘液血流 ↓

薬物動態への影響
　高齢者では消化管運動能が低下するため薬剤が消化管に留まる時間が長くなり,経口薬の小腸での薬物吸収が遅延し,最高血中濃度到達時間(Tmax)が延長される.

2) 肝

- ▶ 肝重量,肝血流量,酵素活性 ↓

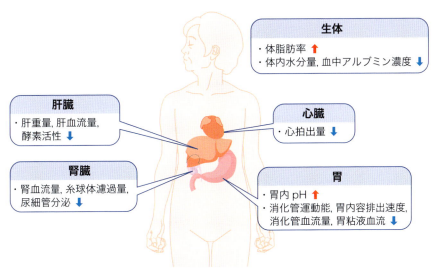

図2●高齢者の主な生理機能の変化

薬物動態への影響

　肝代謝能が低下し，肝代謝型薬物の血中からの消失が遅延し，半減期が延長すると考えるべきであるが，腎クリアランスの低下ほど顕著に検査データに表れない．薬剤の代謝能にかかわる分子種の数が多いことやそれぞれの分子種のすべてが加齢の影響を受けないことが理由と考えられる．さらに肝代謝は加齢の影響以上に個人差がそもそも大きいと考えるべきである．しかし，肝重量や肝血流量の低下は考慮に入れるべきである．

3）腎

▶ 腎血流量，糸球体濾過速度，尿細管分泌 ↓

　薬は代謝された後，血液を循環し，最終的には腎から排泄される．腎から排泄される薬剤は，糸球体濾過，近位尿細管分泌，遠位尿細管再吸収によって支配されている．
　分子量約5,000未満の薬剤は，糸球体濾過を受けやすいが，タンパク結合した薬剤は，糸球体濾過を受けない．また脂溶性が高いほど尿細管での再吸収を受けやすい．

薬物動態への影響

　循環血液中にある薬剤が未変化体として腎臓から尿中へ排泄される場合，加齢による腎機能低下は排泄の遅延を起こす．
　腎機能は加齢とともに低下するが，腎機能の指標となるクレアチニンクリアランス（Ccr）は，若年成人に比して70歳では約30％低下するといわれている．そのため特に高齢者では，腎排泄型薬剤の投与時には腎機能検査値に留意し，投与量を決定しなければならない．腎排泄型薬剤投与時には以下のCockcroft-Gault formula（コッククロフト・ゴールドの式）を用いる．

$$\mathrm{Ccr〔クレアチニンクリアランス〕(mL/分)} = \frac{(140 - 年齢) \times 体重(kg)}{72 \times Scr(mg/dL)}$$

女性は0.85を掛ける
Scr：血清クレアチニン濃度

4) 生体

- 体脂肪率 ↑
- 体内水分量，血中アルブミン濃度 ↓

薬物動態への影響
- 水溶性薬物の分布容積の減少，脂溶性薬物の分布容積の増加

$$Vd = CL \times \frac{T_{1/2}}{0.693}$$

Vd：分布容積，CL：クリアランス，$T_{1/2}$：半減期

　高齢者の場合，体脂肪率の上昇により，脂溶性薬物（ジアゼパムなど）を投与すると分布容積が増加するため半減期が延長する（「薬理を学ぼう」p136参照）．また血中アルブミン濃度（タンパク）が低下するため，遊離型薬物が血中に増加し，組織への分布量が増え，体内蓄積の傾向が高まる（図3）．

3 特徴的な病因と症候

　高齢者は，若年成人に比して身体機能が減弱し，日常生活の活動力が低下していく．

1) 精神機能の低下

　脳の変化は，脳の萎縮，脳動脈硬化などを背景として，記憶過程の機能低下に加えて注意力の低下，作業効率の低下が現れる．
　新しい環境への適応能力も低下するため，活動意識の低下に伴う，抑うつ，心気症状，無気力などの精神症状がみられる．
　また，高齢者では過去の記憶や経験に基づいた価値観への固執・執着がみられ，思考の柔軟性が低下するため，判断の単純化の傾向が強くなる．

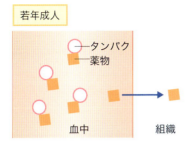
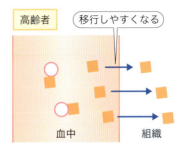
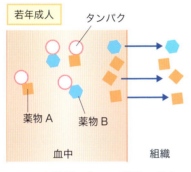
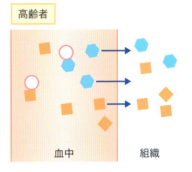

図3● 高齢者における薬物の分布
A) 高齢者では血中アルブミン濃度（タンパク）が低下するためタンパクと結合していない薬物が血中に増加し，特に脂溶性薬物は組織に移行しやすくなる
B) 薬物AとBを併用した場合，遊離型薬物Bの血中濃度が上昇し，Bとタンパク結合することで遊離タンパクが低下すると，その後組織への分布量が増加する可能性がある

2) 運動機能の低下

　運動機能では，生活動作が緩慢になり，とっさの出来事に対する反応性が低下する．後述するように，筋量および筋力の低下が起きているため，持久力や歩行速度の低下も生じている．筋肉量の低下は，水分の保持能力の減退でもあり，脱水に注意を要する．

　また骨量の減少も伴っており，特に女性では閉経後エストロゲンの生成量の低下による骨密度と骨強度の低下が著しい．このように骨質の劣化が進むと骨折のリスクが高まり，骨粗鬆症の診断が下ると治療が開始される．骨粗鬆症治療の目的は骨折予防であるが，近年の薬物治療の進展によって骨折リスクが低下していることが明らかとなっている[2]．治療薬としては破骨細胞の機能を抑制するビスホスホネート薬（アレンドロン酸ナトリウム水和物，エテドロン酸二ナトリウム，リセドロン酸ナトリウム水和物など），選択的エストロゲン受容体モジュレーター（SERM）であるラロキシフェン，バセドキシフェンがあげられる．また副甲状腺ホルモンは生体内でカルシウム濃度の調節に欠かせないホルモンである．この副甲状腺ホルモンは生体外からの間欠的投与によって，成熟した骨芽細胞への分化を促進することで骨形成を促す．テリパラチドは骨粗鬆症治療薬として認められている副甲状腺ホルモン製剤である．しかし，高齢によるもともとの

身体機能低下や生活習慣があるため，薬物治療だけで骨折リスクをすべてカバーできるものではない．

処方例

1) 70歳女性，腰痛があり，健康診断で骨密度の低下を指摘されたことがある
   ラロキシフェン塩酸塩（60mg）1回1錠，1日1回

解 説
閉経後骨粗鬆症に適応．SERMはエストロゲン受容体を介して，骨にアゴニストとして作用して骨吸収を抑制する．

2) 80歳女性，圧迫骨折の経験があり，再度骨折のリスクがあると指摘されている
   テリパラチド注　1回20mg，1日1回自己皮下注

解 説
本剤は骨密度低下の著しい骨粗鬆症の高齢者や骨折患者に対して投与され，強力な骨形成促進作用を有する．

3) 各臓器の生理機能の低下

❶ 循環器系
心機能（心拍出量）の低下〔⇒ 利尿薬〕，末梢血管抵抗の増大〔⇒ 降圧薬〕

❷ 呼吸器系
肺の萎縮・弾力性の低下，換気能の低下に伴う残気量の低下，喀痰出力の低下〔⇒ カルボシステイン（去痰薬）〕

❸ 消化器系
口腔内乾燥，胃酸分泌の低下（胃内pH上昇），胃内容物排出遅延

❹ 腎・尿路系
腎クリアランスの低下（クレアチニンクリアランスや糸球体濾過量など），腎血流量の低下，男性の場合前立腺肥大が伴うが，女性も含めて排尿障害［頻尿（夜間），残尿，失禁など］

❺ 身体機能低下の項目
筋肉量・筋力・歩行速度・活動量 ⇒ それらに並行して，体重減少，食事摂取量低下がある．

適時患者の訴えに応じて処方と照らし合わせて必要と判断した際は処方提案する．しかし，老年症候群という高齢者特有の症候があるため，何でも薬となると近年問題となっているポリファーマシーを助長することにもなるので，必ず優先順位を考えて薬物治療を考えていくべきである．

4 サルコペニア

サルコペニアとは，1989年にRosenbergによって提唱されたもので，加齢に伴う筋力の低下および筋肉量の減少のことである．"sarco"は「筋肉」であり，"penia"は「減少，消失」を意味している．

高齢者における筋力および筋肉量の減少は，糖尿病や骨粗鬆症などの代謝関連疾患を引き起こす要因ともなるため，サルコペニアの早期予防・改善が重要な課題となっている．

1) サルコペニアの要因と予防

サルコペニアに至る大きな要因として，高齢者における低栄養状態，特にタンパク質摂取不足があげられる．そのため，サルコペニアの予防や改善には，良質のタンパク質を十分に摂取することが推奨されている．

筋肉減少を抑制するBCAA

分岐鎖アミノ酸（BCAA）は，タンパク質のなかでも特に筋肉に多く含まれるアミノ酸であり，筋タンパク質をつくり出しやすく壊れにくくする働きがある．このため最近では，BCAAを含む必須アミノ酸の摂取がサルコペニアを予防するうえで有用であることが明らかになってきている．

2) 運動とアミノ酸摂取による筋タンパク質合成の促進

運動とアミノ酸投与を組合わせることによって，筋タンパク質合成がより促進されたというデータがある（図4）．

国の推計では，2025年には夫婦2人暮らしで世帯主が65歳以上の世帯数が2010年の1.2倍，75歳以上だと1.6倍になるとされている．国は在宅での介護を進めているため，加齢に伴う運動

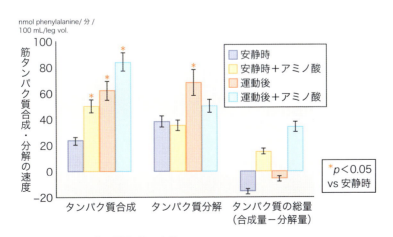

図4● 筋タンパク質代謝の変化
（文献3より引用）

機能の低下によるリスクを丁寧に説明し，転倒だけでなく，若い頃は当たり前にできた重いものをもつといった行為もリスクになりうることも正確に伝えていく必要がある．介護する人に負担が片寄るととり返しのつかない悲劇につながるので，薬局でもふらつきや転倒を起こしやすい薬剤の副作用の説明に加えて，生活上の注意も行っていくことが重要である．したがって薬剤師が拠り所となっている高齢者に対しては，加齢による運動機能低下が著しいような場合，歩行ができる段階での受診勧奨も十分考慮に入れるべきと考える．

5 高齢者の虚弱（フレイル）

　フレイルとは，加齢とともに，心身の活力（例えば筋力や認知機能等）が低下し，生活機能障害，要介護状態，そして死亡などの危険性が高くなった状態である（図5，6）．
　高齢者（75歳以上）の多くは，"フレイル"という中間的な段階を経て，徐々に要介護状態に陥ると考えられている．筋力の低下などの身体的問題のみならず，認知機能障害やうつなどの精神・心理的問題，独居や経済的困窮などの社会的問題を含む概念とされている．

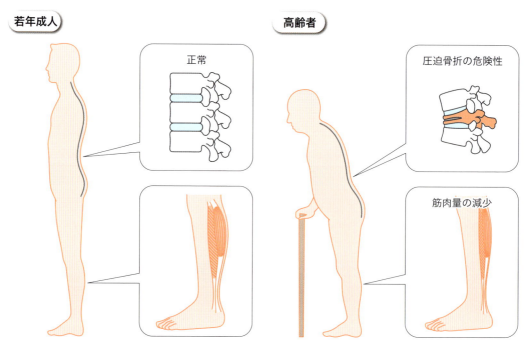

図5● 高齢者の脆弱な身体的特徴

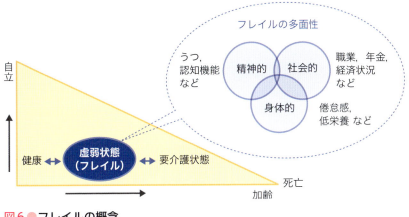

図6 ● フレイルの概念

1) フレイルと評価

フレイルには，以下の5つの特徴があり，3項目が該当すればフレイル，1～2項目ならプレフレイルと定義している[4]．

① 年間で4～5kgの体重減少
② 主観的疲労感
③ 日常生活の活動力の低下
④ 身体能力（歩行速度）の減弱
⑤ 筋力（握力）低下

2) 老化バイオマーカー

老人バイオマーカーとしては，性ホルモンのエストロゲンやテストステロンが知られ，IGF-1（insulin-like growth factor-1）やビタミンDなどの成長因子やビタミンも加齢性の変動を示す．

a. エストロゲン

思春期に女性ホルモンであるエストロゲンの分泌が開始し，更年期にエストロゲンの分泌が急激に低下する．特に，閉経によるエストロゲンの急激な減少が，女性更年期障害や閉経後骨粗鬆症の原因となっている．エストロゲン分泌は，脳から放出される視床下部ホルモンによって調節されている．視床下部から放出されるゴナドトロピン放出ホルモンが，脳下垂体前葉に作用し，黄体形成ホルモン（LH）と卵胞刺激ホルモン（FSH）を分泌させる．LHとFSHは，血液中を循環して卵巣に作用し，主要なエストロゲンであるエストラジオール（E_2）を産生する（図7）．

女性は，50歳前後で閉経を迎えるが，個人差が大きく，中枢神経系の加齢変化によるLHとFSHの分泌低下と卵巣機能の加齢変化によって，エストロゲン分泌がペーシングされていると考えられている．

b. テストステロン

テストステロンは，精子形成や男性化作用をもつステロイドホルモンであり，加齢による減少が認められる．テストステロンは，女性ホルモンと異なり，急激な低下ではなく，20歳代をピークにその後は徐々に低下する．疲れや不眠，うつ症状，性欲減退などの男性更年期障害は，テストステロン減少によってもたらされ，早ければ40歳代から症状が現れる．テストステロンも視床下部ホルモンによって分泌が調節され，下垂体ホルモンLHとFSHが精巣ライディッヒ細胞に作用して産生される（図7）．

c. IGF-1 (insulin-like growth factor-1)

ペプチド性タンパク質同化ホルモンであるIGF-1は，脳下垂体前葉から分泌される成長ホルモン（GH）の作用によって肝臓で生成される．IGF-1も思春期をピークとして，加齢とともに男性，女性ともに血中濃度が低下する（図7）．

GHやIFG-1の分泌低下は，筋肉減少，骨量低下，内臓脂肪蓄積，脂肪肝などをもたらし，高齢者の生活の質を悪化させると考えられる．

d. デヒドロエピアンドロステロン (DHEA)

副腎皮質ホルモン（ACTH）は脳下垂体前葉から分泌され，副腎皮質細胞を刺激してコルチゾールを分泌させる．ACTHはストレスに反応して分泌が増加するが，日周リズムにも支配されており，起床時に高くなり就寝前にかけて低くなる．ACTHは，加齢により大きな変化はない．副腎性アンドロゲンであるDHEAは，加齢とともに減少するとされている．

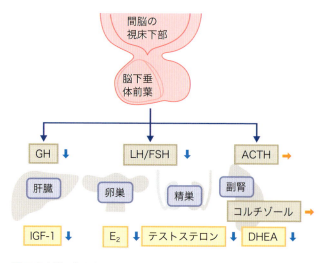

図7 ●老化バイオマーカー

6 要介護になる要因

1) 転倒・骨折

　転倒・骨折は寝たきりの原因の上位に位置する．転倒予防には，身体機能の維持や段差をなくすなど住居の工夫が必要であり，方法は多岐にわたる．骨折予防には，骨粗鬆症治療の積極的な取り入れが有効である（図8）．

2) 転倒リスク

　下記の要因があると転倒リスクが上昇すると考えられている．薬物治療で対応できるものと，そうでないものがある．

- 血清ビタミンD濃度の低下
- 内耳障害によるめまい，平均障害，聴覚障害
- 肥満
- 筋力低下
- 脳卒中
- 起立性低血圧
- 高血圧
- 服用薬剤（ベンゾジアゼピン系抗不安薬，NSAIDsなど）

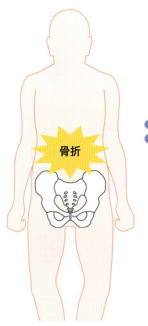

- 重症骨折 → 寝たきり・要介護
- 軽度骨折 → 日常の外出を控える → ゆっくり歩く →
老化が足から促進される
食事内容の低下や摂取量の低下が血中アルブミン濃度の低下をもたらす

　↑ 薬剤による骨折予防

図8 ● 骨折予防と薬剤
骨折により要介護者になる高齢者が多く，脆弱な骨質をそれ以上悪くしないためにも骨粗鬆症治療が重要である．また軽い骨折や転倒によっても外出を控えたりして老化が足から促進される

高血圧の患者に対して降圧薬の使用をすべきであるが，強い降圧作用を有する薬剤を使用すると急激な血圧低下により逆に転倒リスクを招いてしまうこともある．高齢者の薬物治療は若年成人と同じようにはいかない点に留意する．

転倒リスクを客観的に測定する評価表を表1に示す．FRIは転倒リスクを評価する簡便な転倒リスクのスクリーニング方法である．

表1 ● FRI（fall risk index）

質問項目		点数
過去1年に転んだことがありますか	はい	5
歩く速度が遅くなったと思いますか	はい	2
杖を使っていますか	はい	2
背中が丸くなってきましたか	はい	2
毎日お薬を5種類以上飲んでいますか	はい	2

6点を超える場合には，転倒の危険性が高い

現場の対応

多剤併用となりやすい高齢者では，転倒リスクが高まると考えられる．既往歴や現病歴に応じた服薬指導を行い，フレイル傾向にあればその問題点を抽出し，要介護に向かわせないための方策を指導する．サルコペニア傾向にあれば分枝鎖アミノ酸の摂取と患者に応じた運動指導を行う．また，ふらつきの原因となる薬剤を服用していれば転倒リスクが高いことをシチュエーションに応じて説明することが重要である．

文献

1) 内閣府「平成28年度版高齢社会白書」
2) 『骨粗鬆症の予防と治療ガイドライン2015年版』（骨粗鬆症の予防と治療ガイドライン作成委員会/日本骨粗鬆症学会，日本骨代謝学会，骨粗鬆症財団 編），ライフサイエンス出版，2015
3) Biolo G et al：An abundant supply of amino acids enhances the metabolic effect of exercise on muscle protein. Am J Physiol Endocrinol Metab 273：122-129, 1997
4) Fried LP, et al：Frailty in older adults: evidence for a phenotype. J Gerontol A Biol Sci Med Sci 56：M146-156, 2001
5) Klotz U, et al：The effects of age and liver disease on the disposition and elimination of diazepam in adult man. J Clin Invest 55：347-359, 1975

チェック問題

問題

Q1 加齢に伴う生理的変化のうち，誤っているものはどれか
1. 血清アルブミンは減少する
2. 体水分量は減少する
3. 腎血流量は低下する
4. 胃内 pH は上昇する
5. 体脂肪は減少する

Q2 サルコペニアに関する記述として，誤っているものはどれか
1. 筋力低下
2. 筋肉量増加
3. 筋タンパク合成能低下
4. 筋タンパク分解の増加
5. 分枝鎖アミノ酸が治療に有効である

Q3 高齢者の体内動態に関する記述のうち，正しいのはどれか．1つ選べ
1. 糸球体濾過速度上昇
2. 血中アルブミン増加
3. 体内脂肪率減少
4. 体内水分量増加
5. 腎血流量低下

Q4 高齢者の薬物動態について，誤っているのはどれか
1. 体脂肪／体水分の値が上昇するため，水溶性薬物の分布容積は低下する
2. 消化管運動能が低下するので，経口投与される薬物の吸収に影響を及ぼす
3. クレアチニンクリアランスは若年成人よりも約20％上昇する
4. 腎血流量が低下するため，ジゴキシンのクリアランスは減少する
5. 血中アルブミン濃度が減少するため，血漿タンパク結合率の高い薬物の投与に注意が必要である

Q5 フレイルの兆候として誤っているものはどれか
1. 低栄養
2. ADL の上昇
3. サルコペニア
4. 尿失禁
5. 認知障害

解答と解説

A1 正解：5
p124〜126参照．

A2 正解：2
p129参照．加齢による筋肉減少症をサルコペニアという．低栄養や運動不足など複合的な要因によるが，分枝鎖アミノ酸の摂取が筋量の維持（タンパク合成能の維持）に有効であるとされている．

A3 正解：5
p124〜126参照．

A4 正解：3
p124〜126参照．

A5 正解：2
p130参照．

薬理を学ぼう

- **アレンドロン酸ナトリウム【骨粗鬆症治療薬】**(p127)

  本剤は，ハイドロキシアパタイトと結合し，そこに破骨細胞が作用し，分解されたハイドロキシアパタイトからアレンドロン酸が遊離する．そして，アレンドロン酸が破骨細胞に取り込まれて不活性化されるため，骨吸収を抑制する．

- **ジアゼパム【抗不安薬】**(p126)

  ジアゼパムはベンゾジアゼピン系抗不安薬で，ベンゾジアゼピン受容体に作用し，脊髄反射を抑制し，過緊張や不安を抑制する．また，小児の熱性痙攣にも有効である．

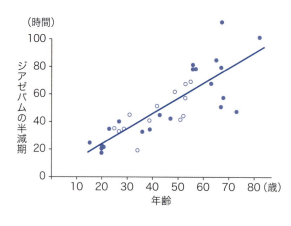

図9● 加齢に伴うジアゼパムの半減期の変化

加齢に伴い肝機能が低下し，肝代謝型薬剤のジアゼパムは血中からの消失が遅延する（クリアランス低下）．また，ジアゼパムは脂溶性薬物のため，体脂肪率の高い高齢者では分布容積が増加し半減期が延長する．●ノンスモーカー，○スモーカー．ジアゼパムのクリアランスや半減期には喫煙による影響がない（文献5より引用）

第12章 高齢者の特徴的な薬物動態と薬物治療

学習のPOINT

- 高齢者の薬物動態について説明できる
- 高齢者の糖尿病治療について説明できる
- 高齢者の高血圧治療について説明できる

コアカリ #09

  高齢者の薬物治療の背景

　高齢者は，健康であっても半数近くが何らかの自覚症状を訴え，薬に頼る傾向にあると推察されている（内閣府『高齢社会白書』）. そのため複数の疾患に罹患している高齢者が多く, その疾患ごとに薬が処方されていることも多い. 高齢者は症状の訴えが非定型であるために, 疾患単位で治療を考えない包括的アプローチも必要である. 11章でも述べたが, 高齢者は代謝や排泄などの生理機能が低下しているために, 過剰な薬物投与は不健康を招く可能性もある.

　本邦では，今後ますます高齢化が進むため, 高齢者の健康問題への対応力が求められ, 健康寿命延伸に寄与する治療が求められている（図1）.

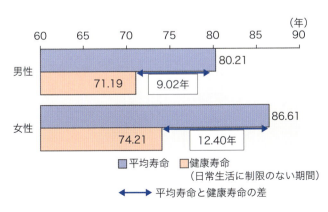

図1 ● 平均寿命と健康寿命の差

資料：平均寿命（平成25年）は, 厚生労働省「平成25年簡易生命表」
健康寿命（平成25年）は, 厚生労働省「平成25年簡易生命表」「平成25年人口動態統計」「平成25年国民生活基礎調査」総務省「平成25年推計人口」より算出

（文献1より引用）

2 高齢者の薬物動態

高齢者では，吸収，代謝，排泄のいずれの過程においても若年者に比して多くの要因が変化していると考えるべきである．薬物治療を施行するうえで，特に留意すべきは肝代謝，腎排泄であり，薬用量の設定では注意が必要である．

1) 薬物の吸収

経口薬剤は投与後，消化管腔に入り，溶解崩壊され，小腸より吸収され門脈から肝臓へと移行する（図2A）．

高齢者における消化管機能への影響は，胃酸分泌低下に伴う胃内pHの上昇があるが，代謝や排泄に比して変化はそれほど大きいものではない（図2B）．

2) 薬物の分布

薬物の分布過程では，標的臓器への輸送が主たる目的であり，血中アルブミン濃度の影響が大きい（図3A，B）．

高齢者は，体内の水分量が低下するとともに，相対的に脂肪区画の増加が認められる．そのために水溶性薬物（アミノグリコシド系抗菌薬，プラバスタチン，ロスバスタチンなど）の分布容積は減少し，脂溶性薬物（マクロライド系抗菌薬，シンバスタチン，フルバスタチンなど）の分布容積は増加すると考えられる（図3B）．

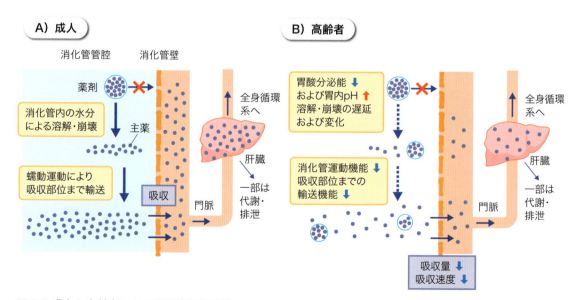

図2 ● 成人と高齢者における薬物吸収の違い

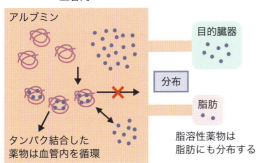

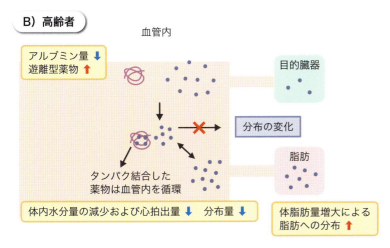

図3 ● 成人と高齢者における薬物の分布の違い

3) 薬物の代謝

薬物の代謝は主に肝臓で行われ，シトクロムP450の量や酵素活性が影響をもたらす（図4A）．薬物の代謝過程では，肝機能が重要となる．

高齢者は，心拍出量の低下の影響により，肝血流量が低下する．また，肝血量の低下と肝代謝能の低下も生じるため，肝代謝型薬物（マクロライド系抗菌薬，ワルファリン，プロプラノロールなど）の半減期は延長し，副作用を発現しやすい（図4B）．

4) 薬物の排泄

腎まで到達した薬剤は，糸球体濾過，尿細管分泌，尿細管再吸収によって支配され，尿中へ排泄される（図5A）．

高齢者の薬物動態において若年成人に比して最も変化を受けるのは，腎血流量の低下による腎クリアランスである（図5B）．腎機能の低下に伴い，薬用量の減少を考慮すべきであるが，クレアチニンクリアランス（Ccr）が1つの指標となる．

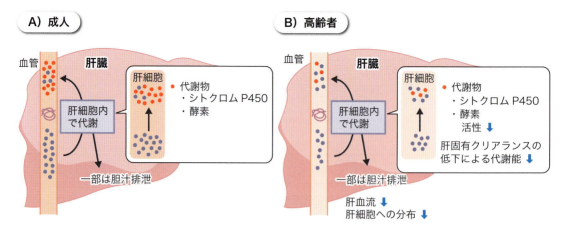

図4 ● 成人と高齢者における薬物の代謝の違い

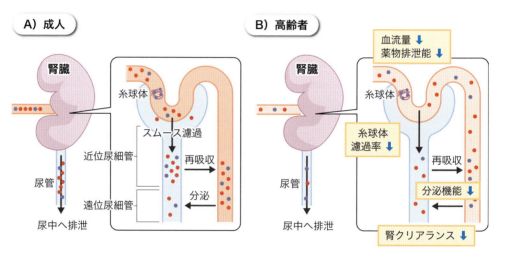

図5 ● 成人と高齢者における薬物の排泄の違い

3 高齢者の糖尿病治療

　糖尿病の疑いおよび可能性のある国民総数が2012年の報告ではじめて減少した（2012年国民健康・栄養調査：厚生労働省）．しかしながら，70歳以上の高齢者では，2,050万人が糖尿病であるか予備群と考えられている．

　高齢者において糖尿病が増加する要因は，筋量低下に伴う脂肪区画の相対的増加によるインスリン抵抗性の上昇とそれによる耐糖能の低下である．

　つまりサルコペニアを伴う糖尿病患者の増加が注目されており，予防や治療を怠ると，生活習慣病の発症が助長され，転倒・骨折や認知症の発症が増加すると考えられている．

1) 血糖コントロールの目標

成人の血糖コントロールの目標値を表1に，高齢者の目標値を表2に示す．

表1 ● 血糖コントロールの目標

目標	コントロール目標値[注4]		
	血糖正常化を目指す際の目標[注1]	合併症予防のための目標[注2]	治療強化が困難な際の目標[注3]
HbA1c（％）	6.0未満	7.0未満	8.0未満

治療目標は年齢，罹病期間，臓器障害，低血糖の危険性，サポート体制などを考慮して個別に設定する
注1）適切な食事療法や運動療法だけで達成可能な場合，または薬物療法中でも低血糖などの副作用なく達成可能な場合の目標とする
注2）合併症予防の観点からHbA1cの目標値を7％未満とする．対応する血糖値としては，空腹時血糖値130mg/dL未満，食後2時間血糖値180mg/dL未満をおおよその目安とする
注3）低血糖などの副作用，その他の理由で治療の強化が難しい場合の目標とする
注4）いずれも成人に対しての目標値であり，また妊娠例は除くものとする
（文献2より引用）

表2 ● 高齢者糖尿病の血糖コントロール目標（HbA1c値）

患者の特徴・健康状態[注1]		カテゴリーⅠ ①認知機能正常 かつ ②ADL自立	カテゴリーⅡ ①軽度認知障害～軽度認知症 または ②手段的ADL低下, 基本的ADL自立	カテゴリーⅢ ①中等度以上の認知症 または ②基本的ADL低下または ③多くの併存疾患や機能障害
重症低血糖が危惧される薬剤（インスリン製剤，SU薬，グリニド薬など）の使用	なし[注2]	7.0未満	7.0未満	8.0未満
	あり[注3]	65歳以上75歳未満 7.5％未満（下限6.5％） / 75歳以上 8.0％未満（下限7.0％）	8.0％未満（下限7.0％）	8.5％未満（下限7.5％）

治療目標は，年齢，罹病期間，低血糖の危険性，サポート体制などに加え，高齢者では認知機能や基本的ADL，手段的ADL，併存疾患なども考慮して個別に設定する．ただし，加齢に伴って重症低血糖の危険性が高くなることに十分注意する．
注1）認知機能や基本的ADL（着衣，移動，入浴，トイレの使用など），手段的ADL（IADL：買い物，食事の準備，服薬管理，金銭管理など）の評価に関しては，日本老年医学会のホームページ（http://www.jpn-geriat-soc.or.jp/）を参照する．エンドオブライフの状態では，著しい高血糖を防止し，それに伴う脱水や急性合併症を予防する治療を優先する
注2）高齢者糖尿病においても，合併症予防のための目標は7.0％未満である．ただし，適切な食事療法や運動療法だけで達成可能な場合，または薬物療法の副作用なく達成可能な場合の目標を6.0％未満，治療の強化が難しい場合の目標を8.0％未満とする．下限を設けない．カテゴリーⅢに該当する状態で，多剤併用による有害作用が懸念される場合や，重篤な依存疾患を有し，社会的サポートが乏しい場合などには，8.5％未満を目標とすることも許容される
注3）糖尿病罹病期間も考慮し，合併症発症・進展阻止が優先される場合には，重症低血糖を予防する対策を講じつつ，個々の高齢者ごとに個別の目標や下限を設定してもよい．65歳未満からこれらの薬剤を用いて治療中であり，かつ血糖コントロール状態が表の目標や下限を下回る場合には，基本的に現状を維持するが，重症低血糖に十分注意する．グリニド薬は，種類，使用量・血糖値等を勘案し，重症低血糖が危惧されない薬剤に分類される場合もある
【重要な注意事項】糖尿病治療薬の使用にあたっては，日本老年医学会編「高齢者の安全な薬物療法ガイドライン」を参照すること．薬剤使用時には多剤併用を避け，副作用の出現に十分に注意する
（文献2より引用）

2）薬物治療の注意点

経口血糖降下薬を高齢者に投与する際に問題となるのは，全般的な生理機能低下による薬剤の代謝遅延である．そのため投与時には**低血糖リスク**に対して常に注意しておく必要がある．

また血糖値やHbA1cに特に異常がなくても膵臓からのインスリン分泌の低下，およびインスリン抵抗性に加えて身体活動量の低下または急激な増加も治療時には考慮すべきである．

- 高齢者では，スルホニル尿素（SU）薬による低血糖，ビグアナイド薬による乳酸アシドーシス，チアゾリジン薬による浮腫，心不全，骨折，α-グルコシダーゼ阻害薬ならびにDPP-4阻害薬による腸閉塞，SGLT2阻害薬による脱水など，重篤なものも含め副作用を生じやすいので，薬剤の投与を少量から開始するなど，慎重な対応が必要である（表3）
- 高齢者の低血糖は転倒やふらつきの原因となりやすく（図6），認知症と間違われることもある．疑わしい場合には薬剤を減量する
- 高齢者で高血糖（300mg/dL以上）があり，脱水徴候が著しい場合は，ケトン体陰性でも高血糖高浸透圧症候群の可能性がある
- 高血糖高浸透圧症候群は，高齢の2型糖尿病患者が，感染症，脳血管障害，手術，高カロリー輸液，利尿薬やグルココルチコイド投与により高血糖をきたした場合に発症しやすく，発症まで数日の期間がある

表3● 糖尿病の高齢者で注意すべき経口血糖降下薬

分類	一般名	注意すべき症状・疾患
SU薬	グリベンクラミド，アセトヘキサミド	低血糖
ビグアナイド薬	メトホルミン，ブホルミン	乳酸アシドーシス
チアゾリジン薬	ピオグリタゾン	浮腫，心不全，骨折
α-グルコシダーゼ阻害薬	アカルボース，ボグリボース	腸閉塞
DPP-4阻害薬	シタグリプチン，アナグリプチン	腸閉塞
SGLT2阻害薬	カナグリフロジン，トホグリフロジン	脱水

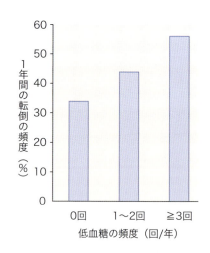

図6● 低血糖の頻度と転倒の関連
（文献3より引用）

4 高齢者の高血圧治療

　高齢者の高血圧に対する薬物治療の第一選択薬は，Ca拮抗薬，アンジオテンシンⅡ受容体拮抗薬（ARB）またはACE阻害薬，少量の利尿薬であり（**表4**），併用療法はまずこの3系統薬剤の間で行われる．しかし，高齢者の多剤併用に対するエビデンスはいまだ少なく，治療方針は患者の症状に配慮しながら判断される．

　2014年，日本高血圧学会『高血圧治療ガイドライン』がJSH2014[4]として改訂され，高齢者の高血圧に関する知見も新たに書き加えられている．

表4 ● 主な降圧薬

分類	一般名
Ca拮抗薬	アムロジピン，マニジピン，ベニジピン
ARB	カンデサルタン，ロサルタン，オルメサルタン
ACE阻害薬	デラプリル，ベナゼプリル，ペリンドプリル
利尿薬	ヒドロクロロチアジド，インダパミド

1) ガイドラインのポイント

　新ガイドラインでは，以下の3点が変更された．

① 前期高齢者の降圧目標は140/90mmHg未満，後期高齢者の降圧目標は150/90mmHg未満とし，後期高齢者でも忍容性があれば140/90mmHg未満をめざすこと
② 後期高齢者やフレイルを合併する高齢者では，副作用の発現や臓器障害に留意し，QOLに配慮しながら緩徐なスピードで降圧すること
③ 降圧薬治療の第一選択薬は，非高齢者と同様，Ca拮抗薬，ARBまたはACE阻害薬，少量の利尿薬とし，一般に常用量の1/2量から開始し，緩徐に降圧すること

2) 薬物治療の注意点

　一般的に高齢者は動脈硬化が進んでいるため，血圧の変動が激しく，薬物有害事象のハイリスク群でもある．そのため，薬物治療と並行して，減塩，運動，節酒，禁煙などを積極的にとり入れることで，降圧薬を減薬あるいは中止できることがある．

　また，降圧が不十分な場合に，各薬剤を増量するのか，多剤との併用療法を行うのか，のいずれを選択するかについてはデータが不十分であり，患者の状態に応じて判断される．併用療法を行う場合は，Ca拮抗薬，ARBまたはACE阻害薬，少量の利尿薬の3系統の間での併用療法が推奨される．いずれの場合も副作用の発現に注意しながら，新規薬剤の場合には常用量の1/2量

から開始し，4週間から3カ月の間隔で緩徐に増量することが大切である．また，処方の優先順位を決め高齢患者に緩徐な降圧作用を示す安全性の高い薬剤を選択し，アドヒアランス向上を考慮して配合剤を用いるなどの工夫も必要である．

▶ 新規に降圧薬が開始されたり，増量された高齢者では，転倒リスクが増加することが明らかであるため，特に**起立性低血圧によるめまい，動悸を認めるプラゾシンなどのα遮断薬の使用を避ける**ことが望ましい．
▶ ACE阻害薬は，咳反射を亢進し，高齢者の誤嚥性肺炎を減らすことが知られており，誤嚥性肺炎の既往のある患者では，サブスタンスPの生産不足が誤嚥に関連しているという視点から，ACE阻害薬やシロスタゾールなどの使用が推奨されている．
▶ β遮断薬は，高齢者において禁忌や使用上の注意が必要な場合が多く，JSH2014では第一選択薬から外れている．しかし，心不全や心筋梗塞後においては他に禁忌がない場合に投与される

文献

1) 厚生科学審議会地域保健健康増進栄養部会 第2回健康日本21（第二次）推進専門委員会「資料1　健康日本21（第二次）各項目の進捗状況について」，2014
2) 『糖尿病治療ガイド 2016-2017』（日本糖尿病学会編），文光堂，2016
3) 荒木　厚，千葉優子：糖尿病患者における転倒．医学のあゆみ，239：457-461，2011
4) 『高血圧治療ガイドライン2014』［JSH2014］（日本高血圧学会高血圧治療ガイドライン作成委員会編），ライフサイエンス出版，2014

チェック問題

問 題

☐ ☐ **Q1** 転倒を生じやすい薬剤として誤っているものはどれか
1. エチゾラム
2. イミプラミン
3. ジフェンヒドラミン
4. プラゾシン
5. アロプリノール

☐ ☐ **Q2** 高齢者の薬物治療管理で正しいものを2つ選べ
1. 長期投与を漠然と行う
2. 用法をなるべく多様にする
3. 薬剤数を症状に応じて増やす
4. 治療開始は少量を心がける
5. 服用しやすい剤形を選択する

☐ ☐ **Q3** 高齢者糖尿病の合併症予防のための血糖コントロール目標（HbA1c値）はどれか
1. 6.0未満
2. 6.5未満
3. 7.0未満
4. 7.5未満
5. 8.0未満

☐ ☐ **Q4** SGLT2阻害薬として正しいものはどれか
1. グリベンクラミド
2. ナテグリニド
3. シタグリプチン
4. アカルボース
5. カナグリフロジン

☐ ☐ **Q5** プラゾシン塩酸塩の薬効分類として正しいものはどれか
1. α遮断薬
2. β遮断薬
3. サイアザイド系利尿薬
4. Ca拮抗薬
5. ACE阻害薬

解答と解説

A1 正解：5
エチゾラムはベンゾジアゼピン系抗不安薬，イミプラミンは三環系抗うつ薬でともに精神神経系でふらつきやすい．ジフェンヒドラミンは抗ヒスタミン薬で眠気を生じやすく，プラゾシンは降圧薬で起立性低血圧によるふらつきが生じやすいとされている（p144参照）．

A2 正解：4，5

A3 正解：3
p141参照．

A4 正解：5
p142参照．グリベンクラミドはスルホニル尿素系（SU薬），ナテグリニドは速効性インスリン分泌促進薬，シタグリプチンはDPP-4阻害薬，アカルボースはα-グルコシダーゼ阻害薬に属する．

A5 正解：1
p144参照．高齢者の高血圧に対する第一選択薬は，Ca拮抗薬，ARB，ACE阻害薬，利尿薬である（JSH2014）．転倒リスクがあるα遮断薬は使用を避けることが望ましい．

薬理を学ぼう

- **シタグリプチン【DPP-4阻害薬】**(p142)

  DPP-4は，腎臓，肝臓やリンパ球表面など体内の広範囲に存在するタンパク分解酵素である．シタグリプチンは，生体内のDPP-4の選択的阻害により活性型GLP-1，GIPの濃度を高め，血糖降下作用を示す（図7）．本剤は，単独投与での低血糖発現の可能性は低い．

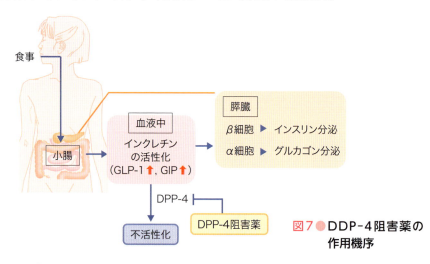

図7 ● DDP-4阻害薬の作用機序

- **アムロジピン【Ca拮抗薬】**(p143)

  アムロジピンは，血管平滑筋膜のL型Caチャネルに結合し，Ca流入を抑制して，血管平滑筋の弛緩をきたす．同系統のニフェジピンに比して作用発現が緩徐なために，反射性の頻脈が起こりにくいため高齢者にも使用しやすい．

第13章 皮膚生理機能と経皮吸収型製剤の薬物治療

学習のPOINT

- 皮膚の構造と生理機能について説明できる
- 経皮吸収型製剤の特徴について説明できる
- アトピー性皮膚炎と治療について説明できる

1 皮膚の構造と生理機能(図1)

　ヒトは皮膚によって覆われ,その最外層は角層であり,薄い皮脂膜が接触面となって,外界と接している.皮膚には物理的・化学的刺激などのさまざまな刺激があり,また細菌やウイルスなどの感染源にもさらされているため,常に生体防御機構が働いている.皮膚の表面は細かな溝が走っており,溝の走行により三角,四角,菱型等の模様をつくっている.この溝を皮溝といい,この皮溝に囲まれた部分を皮丘という.この皮溝の深さや皮丘の形を肌のキメとよんでいる.

1) 表皮

　まず,表層を形成しているのが表皮であり,構成している細胞のほとんどが角化細胞である.基底層で角化細胞は生成され,成熟しながら上方へ移行し,最終的にははがれ落ちる.このように,表皮は異なる形態の角化細胞が層状に配列し,基底層,有棘層,顆粒層,角層の4層に分類される.角化細胞は基底細胞で生成後成熟し,脱落するまで約45日とされている.

❶ 基底層

　基底層の細胞は,多量のケラチン線維で,細胞骨格を形成し,形態保持の機能を担っている.角化細胞は成熟していく段階で形態を変えていく.

❷ 有棘層

　有棘層は,基底層の上部にあり,5～10層からなる.有棘細胞は,角質細胞の素となるケラチンタンパク質をつくっている.

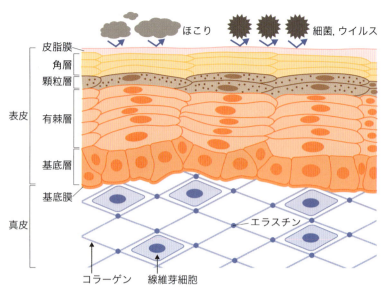

図1 ● 皮膚の構造

❸ 顆粒層

　顆粒層は，顆粒内の内容物である保湿効果に有益なセラミドなどを細胞間隙に放出する．顆粒層の細胞質内の小体がセラミド，コレステロール，遊離脂肪酸，硫酸コレステロールなどの脂質をもっており，角質細胞の周囲に角質細胞間脂質を形成する．

　顆粒細胞で合成されたフィラグリンタンパクは，角質細胞の細胞質内でケラチン線維を凝集させる働きがある．このフィラグリンは，角層上層においてアミノ酸などに分解され，この分解産物の1つが水分を吸収し保湿する天然保湿因子である．最近の研究では，フィラグリンの構造が変化することで，皮膚バリア機能の低下がもたらされ，フィラグリン遺伝子の変異はアトピー性皮膚炎の発生因子の1つであるとされている．

❹ 角層

　最上層の角層は，角層細胞で形成され，細胞器官がなく，ケラチン線維にセラミドがつなぎ合わせて維持されている．角層細胞は，最終的に剥がれ落ち，分裂サイクルをくり返しながら表皮の厚さを一定に保っている．しかし加齢とともに表皮の厚さは，徐々に薄くなり水分蒸散量の増加と角層水分量の低下によって乾燥皮膚が形成されている．

2）真皮

　次いで表皮の下部にあるのが真皮であり，表皮と真皮とは基底膜によって隔てられ，基底膜は，IV型コラーゲンが主な構成成分である．

　コラーゲンは真皮のほぼ70％を占めている線維成分であり，皮膚の強度を保つ支持組織として重要な役割を担っている．したがって，しわの形成にはコラーゲンの減少が深く関与している．

エラスチンは皮膚の弾力性を保持し，ハリのある皮膚ではエラスチンの含量が高い．線維芽細胞は，紫外線や活性酸素により傷害を受けるとしみやしわを生じるとされている．

3) 角層の保湿効果とトラブル

a. 保湿効果

角層は，外部からの異物侵入を防ぎ，皮膚内部からの水分蒸散に対する抵抗になっている．

角層は，夏場はエアコン，冬場は湿度の低下の影響を受けやすい．角層を評価する指標として経表皮水分喪失（transepidermal water loss：TEWL）がある．皮膚から蒸散する水分のことで，バリア機能の指標となり，バリア機能の低下でTEWL値は上昇する．

角層水分量は角層に保持されている水分量を示しており，体内の水分と蒸散とのバランスを見るために有用である．

皮膚pHは，皮脂が少ない高齢者の皮膚は，アルカリ性に傾き，酸性側への緩衝作用が弱いとされ，アルカリに傾くと細菌が繁殖しやすい特徴がある．また，新生児ではバリア機能の形成が不十分である．高齢者のように乾燥皮膚を呈している場合には，日常的にヘパリン類似物質などで保湿を行うことが望まれる．

b. トラブル

❶ 乾燥

皮膚が乾燥すると角層は，カサカサし，皮膚表面に傷がつきやすくなり，さらには引っ掻くことで炎症を誘起する．また傷に対する皮膚の修復機能が遅延する傾向となる．

❷ 痒み

アレルゲンなどの異物が皮膚の炎症部位に侵入するとさらに痒みが増強し，高齢者では蜂窩織炎などの感染を助長してしまうこともある．

通常，痒みを伝達する知覚神経のC線維は，皮膚の表皮-真皮境界部に神経末端ネットワークを形成している．ところが乾燥皮膚では，C線維が表皮内に入り込み，角層直下まで侵入して分布している．そのため化学的または物理的刺激が皮膚に加わると，神経線維が直接活性化されやすくなり，その興奮が中枢方向に伝達され痒みが生じる．

❸ 貼付剤

貼付剤による皮膚への刺激は，一般的に物理的刺激と化学的刺激に分けられる．物理的刺激には，緊張性水疱，角層・表皮剥離，浸軟などがある（図2）．また，化学的刺激には，成分中の刺激物質による刺激性接触皮膚炎やアレルギー性接触皮膚炎などがある．また薬剤以外にも添加剤など基剤に含まれる成分が原因となることもある．

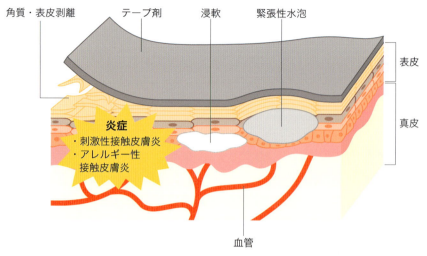

図2● テープ剤による皮膚傷害

2 貼付剤と経皮吸収型製剤

経皮吸収型製剤は，第15改正の日本薬局方に新たな剤形として追加された（図3）．

全身用経皮吸収型製剤は，1984年に硝酸イソソルビドを有効成分とするフランドルテープが開発されて以来，さまざまな効能をもつ製剤が開発され，特に，近年では表1のように新規製剤の数が増えてきている．最大の利点は，**肝の初回通過効果を受けないことや使用の簡便性**などであり，**高齢者のコンプライアンス向上**にも寄与する．

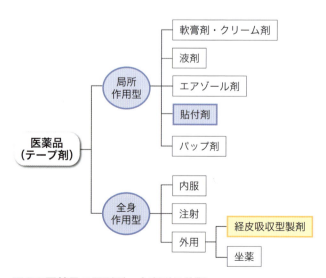

図3● 医薬品の局所型・全身型の分類

表1 ●本邦において実用化されている経皮吸収型製剤

薬物	用途	製剤タイプ	貼付時間(時間)	発売年度
硝酸イソソルビド	狭心症の発作の予防	マトリックス/テープ	48	1992
ツロブテロール	喘息発作の予防	マトリックス/テープ	24	1998
エストラジオール	更年期障害の治療	マトリックス/テープ	48	1999
ニコチン	禁煙習慣の改善	マトリックス	24	1999
フェンタニル	がん性疼痛の管理	マトリックス/テープ	72	2008
ブプレノルフィン塩酸塩	慢性疼痛の管理	マトリックス	24	2011
リバスチグミン	アルツハイマー型認知症の治療	マトリックス/テープ	24	2011
ロチゴチン	パーキンソン病の治療	マトリックス/テープ	24	2013
オキシブチニン塩酸塩	過活動膀胱の治療	マトリックス/テープ	24	2013
ビソプロロールフマル酸塩	本態性高血圧症の治療	マトリックス/テープ	24	2013

1) 経皮吸収型製剤の吸収

　貼付剤は皮膚から組織中に薬物が移行して貼った局所で効く．経皮吸収型製剤は，薬物が皮膚組織の毛細血に移行し全身血流を循環する．また，経皮吸収型製剤は，脂腺や汗腺など皮膚の付属器官も経由して吸収される．経付属器官経路は角層に関与しないため皮膚透過性は高いが，経表皮経路の方が有効面積が大きい．

　一般的にテープ剤は薄く，面積が小さいため，1日の投与量が少なく，血中濃度の有効域の低い薬物の剤形として適している．

　テープ剤に配合する薬物が皮膚への十分な透過性を得るためには，薬物がテープ剤に適した物質（分子量，融点，角層との親和性など）を有している必要がある．

① 分子量は小さいほど皮膚の透過性が高まる．分子量が500を超えるとヒトの皮膚からは透過しにくくなるが，バリア機能が低下している皮膚では，分子量が大きな薬物でも透過する可能性がある．

② 薬物の皮膚透過性は，角層に対する溶解度が高いほど向上し，融点が低いほうが角層に融解しやすく，皮膚透過性が高まる．

③ 一般的に角層は脂溶性に富んだ組織のため，脂溶性の薬物は角層へ移行しやすく，逆に水溶性の薬物は移行しにくい傾向にある．

2) 皮膚の状態と経皮吸収性

　アトピー性皮膚炎など皮膚疾患を有している場合や皮膚の損傷によって皮膚バリア機能が損なわれていると薬物の成分吸収は高まる．

3）ツロブテロール貼付剤

　ツロブテロール貼付剤は，1998年に本邦で承認された長時間作用型のβ_2刺激薬である．先発医薬品であるホクナリン®テープは，支持体，薬物含有の膏体（粘着剤＋ツロブテロール），ライナーといったシンプルな構造であるが，膏体中にツロブテロールの結晶を含有している結晶レザボアシステムとよばれる特殊な経皮吸収システムを用いている．これは，皮膚移行に伴って膏体から消失した遊離ツロブテロール分子を補うため，薬物の貯蔵槽であるツロブテロール結晶から分子が溶解・拡散し，膏体中のツロブテロール濃度を一定に保つように工夫がなされたシステムである．経皮吸収速度が一定になり，血中濃度の立ち上がりも緩やかで持続時間も長くなる仕組みとなっている（図4）．

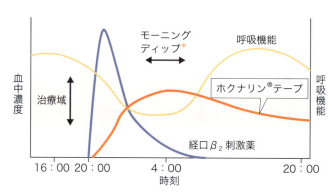

図4● 呼吸機能のサーカディアンリズムとホクナリン®テープの血中濃度推移
経口β_2刺激薬と比べ，ホクナリン®テープは血中濃度の立ち上がりも穏やかで持続時間も長い
（文献1より一部改変して転載）

4）オキシブチニン塩酸塩経皮吸収型製剤

　2013年6月に過活動性膀胱治療薬のオキシブチニン塩酸塩の経皮吸収型製剤（ネオキシ®テープ）が上市されている．ネオキシ®テープの製剤学的特徴は，膏体にスチレン・イソプレン・スチレンブロック共重合体（SIS）やポリイソブチレン（PIB）などのゴム系の高分子を用いているが，連続貼付のかぶれの防止や角層の剥離が起こりにくいという点である．オキシブチニンはヒトにおいて主にCYP3A4によってN-脱エチル化され，N-デスエチルオキシブチニン（DEO）に代謝される．DEOはオキシブチニンの活性代謝物であり，オキシブチニンと同様の薬理作用を示し，これが副作用にも関与している．経口と貼付ではDEOの比が13：1であり，経皮吸収型製剤（HOB-294など）は肝臓での代謝を回避し皮膚から角層を律速段階として吸収されるので，抗コリン作用の特徴的な便秘や口渇は出現しにくいとされている（図5）（「薬理を学ぼう」p159も参照）．

5）マトリックス型とリザーバー型

　マトリックス型とリザーバー型の特徴を表2に示す．

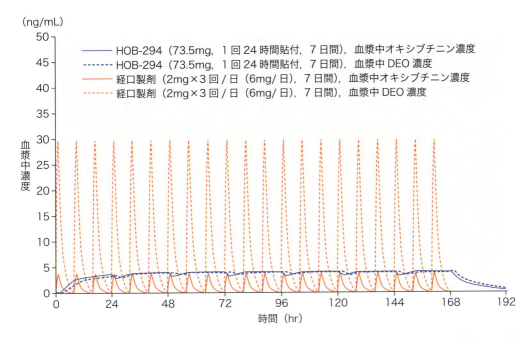

図5 ● HOB-294および経口製剤反復投与時の血漿中オキシブチニンおよびDEO濃度推移の予測値

経口製剤の血漿中オキシブチニン濃度は下記の文献データa），血漿中DEO濃度は血漿中オキシブチニン濃度の文献データa）および既報の代謝物生成比b）をもとに重ね合わせ方法により予測

a） 岸本 孝 他：基礎と臨床 20：1343-1351，1986
b） Oxytrol® (Oxybutynin transdermal system), Review Document (NDA21-351), 2003
（文献2, p607より引用）

表2 ● マトリックス型とリザーバー型

	マトリックス型	リザーバー型
特徴	・3層で構成（リドカイン，硝酸イソソルビド） ・薬物が製剤から皮膚へと移行する ・薄くカットできる（テープのよう）	・5層で構成（ニトログリセリン，ニコチン） ・液体またはゲル化した薬物が薬物層に含有されている ・高含量の薬物を保持できる ・放出制御膜に傷がつくと大量の薬物が放出される
構造	支持体／膏体（粘着剤＋薬物）／ライナー（剥離紙）	支持体／薬物層／放出制御膜／粘着層／ライナー
メリット	・適用の確認および中断が容易である ・内服困難な患者にも投与が可能 ・消化管吸収の個人差によるばらつきが少ない ・消化管への負担が少なく胃腸障害を回避できる ・肝への初回透過効果が回避できる ・薬効に持続性があり頻繁に貼り替えの必要がない ・一定量の主成分を限定部位に投与できる ・制御された濃度で持続的に主成分の供給が可能である	

3 アトピー性皮膚炎と貼付剤

アトピー性皮膚炎は，病変部に白血球浸潤が認められ，痒みや発疹がくり返し現れる疾患である．発症には，角層の異常に起因する皮膚の乾燥とバリア機能低下，多彩な非特異的刺激反応および特異的アレルギー反応が関与している．

アトピー性皮膚炎の治療は，主にステロイドやタクロリムスによる外用療法である．また，皮膚バリア機能の正常化のために保湿剤，瘙痒に対しては抗ヒスタミン薬，抗アレルギー薬の内服などを併用する．

a. 副腎皮質ステロイド（外用薬）

副腎皮質ステロイドは抗炎症作用を主な作用とし，重症度や部位，患者の年齢等によって使い分ける．ステロイド外用薬は，患者が皮膚のひ薄化や，全身性の副作用を心配する傾向が強いのも特徴である．ステロイド外用薬は薬効の強度によって分類される（表3）．

b. ステロイド外用薬の副作用

日常の使用量では，プレドニゾロン内服薬の長期連用時に起こるような副作用は起こり得ない．しかし，ステロイドは恐いという印象が患者に根強いため，自己判断による塗布量の調節や使用の中断が多いのも特徴である．

c. ステロイド外用薬の使用方法

▶ 使用の目安は，第2指の先端から第1関節部までチューブから押し出した量（約0.5g）が，成人の体表面積のおよそ2％（成人の手で2枚分）に対する適量である（図6，finger tip unit：FTU）．

表3 ● ステロイド外用薬の分類

薬効	一般名（商品名）
ストロンゲスト	クロベタゾールプロピオン酸エステル（デルモベート®） ジフロラゾン酢酸エステル（ジフラール® など）
ストロング	デキサメタゾンプロピオン酢酸エステル（メサデルム®） デキサメタゾン吉草酸エステル（ボアラ®，ザルックス®） ベタメタゾン吉草酸エステル（リンデロン®V，ベネベート®）　など
ベリーストロング	モメタゾンフランカルボン酸エステル（フルメタ®） ベルメタゾン酪酸エステルプロピオン酸エステル（アンテベート®） フルオシノニド（トプシム®，シマロン®） ベルメタゾンジプロピオン酸エステル（リンデロン®DP） ジフルプレドナート（マイザー® など）
マイルド	トリアムシノロンアセトニド（レダコート®，ケナコルト®A） アルクロメタゾンプロピオン酸エステル（アルメタ®） クロベタゾン酪酸エステル（キンダベート® など）
ウイーク	プレドニゾロン（プレドニゾロン）

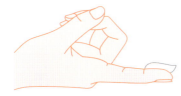

図6●ステロイド外用量の目安
第2指の先端から第1関節部までチューブから押し出した量（約0.5g）が，成人の手で2枚分すなわち体表面積のおよそ2％に対する適量である（finger tip unit）

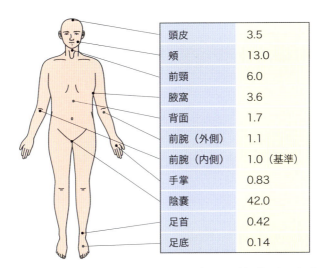

頭皮	3.5
頬	13.0
前頸	6.0
腋窩	3.6
背面	1.7
前腕（外側）	1.1
前腕（内側）	1.0（基準）
手掌	0.83
陰嚢	42.0
足首	0.42
足底	0.14

図7●ヒトにおけるヒドロコルチゾンの部位別経皮吸収率
陰嚢を除くと，顔は最も吸収率が高い部位である．吸収率を考慮してステロイドの強さを選ぶ

▶ 急性増悪がおさまって以降は，症状によってステロイド外用薬のランクを下げていく．
▶ 乳幼児・小児に対しては，原則として成人に使用する場合より1ランク低いものを使用し，顔面に使用する際は，吸収率を考慮して原則としてマイルドクラス以下のものを使用する（図7）．
▶ 1日5〜10gを3カ月以上連日使用する場合，副腎機能の抑制が生じるが，不可逆性の全身性副作用は生じない．

d. タクロリムス軟膏

　タクロリムス軟膏は，ステロイド外用薬では治療が困難であったアトピー性皮膚炎に対して高い有効性が期待できる．本剤は塗布部分によって，一過性の灼熱感やほてり感などの刺激症状が現れる．タクロリムス軟膏の使用によってリンパ腫のリスクが高まるといわれていたが，3年以上の長期使用の結果からも重篤な全身性有害事象はなく，安全性に大きな問題はないものと考えられている．

e. 保湿剤

　アトピー性皮膚炎患者は，皮膚バリア機能低下による乾燥皮膚を呈しており，炎症の再燃を予防する目的で，ヘパリン類似物質などの保湿剤を積極的に使用することが望ましい．ヘパリン類似物質製剤の継続的な使用（1日2回塗布）は，アトピー性皮膚炎の再燃を抑制することが知ら

れており，ステロイド外用剤もしくはタクロリムス軟膏と同様に保湿剤の使用は治療効果を大きく左右する．

f. アトピー性皮膚炎と貼付剤

アトピー性皮膚炎の患者は，小児でかつ喘息を併発している場合が多く，その際の治療薬としてツロブテロール（ホクナリン®テープ）が使用される．添付文書では，アトピー性皮膚炎の患者には慎重投与となっているため，ひっかき傷や炎症部位を避けて貼付するなど，貼付部位は十分に考慮すべきである．ツロブテロールテープの効能・効果は，次に示す疾患の気道閉塞性障害に基づく呼吸困難など諸症状の緩解で，気管支喘息，急性気管支炎，慢性気管支炎，肺気腫が対象となる．成人にも使用されるが，小児では小児気管支喘息治療において重要な治療薬として位置付けがなされている．ホクナリン®テープは，重症小児気管支喘息患児に対して，ステロイドと併用することにより，吸入ステロイドを増量するよりも肺機能および喘息症状を有意に改善させ，長期管理薬としての有用性が高いことが示唆されている．小児等への投与における適用上の注意としては，以下があげられる．

❖ 貼付部位
① 貼付部位の皮膚を拭い，清潔にしてから本剤を貼付すること
② 皮膚刺激を避けるため，毎回貼付部位を変えることが望ましい
③ 本剤を剥がす可能性がある小児には，手の届かない部位に貼付することが望ましい
④ 動物実験（ラット）で損傷皮膚に貼付した場合，血中濃度の上昇が認められたので，創傷面に使用しないことである

（ホクナリン®テープの添付文書を一部抜粋）

処方例

5歳 男児
ときどき喘息発作を夜間から早朝にかけて起こすが，ここ2カ月ほどは問題ない
①ホクナリン®テープ　1mg　1日1回，就寝前に胸部か上腕に貼付する
②ベネトリン®シロップ（0.04％）1回10mL（発作時）

解 説
ホクナリン®テープは粘着性が他のテープ剤に比して弱い．患児は就寝時に体動と発汗があるためにテープ剤が剥がれやすいので注意する．また，発作がおさまらないときにはβ_2刺激薬であるベネトリン®シロップを服用する．さらに喉の痛みや咳がおさまらない場合には，ステロイドの吸入薬などが考慮される．

文献
1) Mylanホームページ（http://hokunalin.jp/doctor/products/develop/concept.html）
2) 内田英二 他：オキシブチニン塩酸塩含有経皮吸収型製剤（HOB-294）の第I相臨床試験─健康成人における単回貼付時の薬物動態の検討─臨床医薬 29：599-608, 2013

チェック問題

問題

Q1 高齢者の皮膚の特徴として誤っているものはどれか
1. 皮脂が少ない
2. 酸性に傾いている
3. 乾燥皮膚が多い
4. かゆみを生じやすい
5. 皮膚緩衝作用が弱い

Q2 経皮吸収型製剤にない薬剤はどれか
1. （硝酸）イソソルビド
2. ツロブテロール
3. フェンタニル
4. エストラジオール
5. ジゴキシン

Q3 乾燥皮膚に有用な薬剤はどれか
1. ビタミンE
2. シアノコバラミン
3. ヘパリン類似物質
4. プレドニゾロン
5. タクロリムス

Q4 アトピー性皮膚炎の治療に関与しない薬剤はどれか
1. エストラジオール
2. ヘパリン類似物質
3. ケトコナゾール
4. デキサメタゾン酢酸エステル
5. タクロリムス

Q5 アトピー性皮膚炎に関する記述のうち正しいものを選べ
1. 掻痒のある湿疹を主な病変とし，増悪と寛解をくり返す
2. 表皮の角質異常による皮膚の乾燥とバリア機能亢進を示す
3. かゆみはほとんどなく，四肢に出現する場合には関節の進展部に出現しやすい
4. 発症初期より強力な外用ステロイド薬を用いて治療する
5. 治療は内服薬主体であり外用薬の使用はまれである

解答と解説

A1　正解：2

一般的に高齢者の皮膚pHはアルカリ性に傾いている．高齢者は皮脂（酸性）が少ないうえに角層も薄くかゆみを生じやすい．入浴時にボディソープ等で強力に洗うと少ない皮脂がより減少していくので酸性側へ移行しにくい皮膚環境にあるといえる（p149も参照）．

A2　正解：5

p151参照．

A3　正解：3

p149参照．2．はビタミンB_{12}，4．はステロイド，5．は免疫抑制薬．

A4　正解：3

p154参照．アトピー性皮膚炎の治療は，主にステロイドやタクロリムスによる外用療法である．また，皮膚バリア機能の正常化のために保湿剤，瘙痒に対しては抗ヒスタミン薬，抗アレルギー薬の内服などを併用する．1．はホルモン剤，2．は保湿剤，3．は真菌薬，4．はステロイドである．

A5　正解：1

p154参照．アトピー性皮膚炎は，病変部に白血球浸潤が認められ，痒みや発疹がくり返し現れる疾患である．発症には，角層の異常に起因する皮膚の乾燥とバリア機能低下，多彩な非特異的刺激反応および特異的アレルギー反応が関与している．治療は，主にステロイドやタクロリムスによる外用療法である．ステロイドは抗炎症作用を主な作用とし，重症度や部位，患者の年齢等によって使い分ける．

- リバスチグミン【抗認知症薬】(p151)

    リバスチグミンは，アセチルコリンエステラーゼを可逆性に競合阻害する．ドネペジルやガランタミンと同様に脳内のアセチルコリンの増加にかかわるアルツハイマー型認知症治療薬である．

- オキシブチニン塩酸塩【過活動膀胱治療薬】(p152)

    オキシブチニン塩酸塩は，投与後，肝代謝によってN-デスエチルオキシブチニン（DEO）という活性代謝物が生成され薬効発現する．DEOは，経口よりも経皮吸収型製剤の方が緩やかな血中濃度の上昇を示すため，抗コリン作用発現が極端でなく便秘や口渇も少ない．

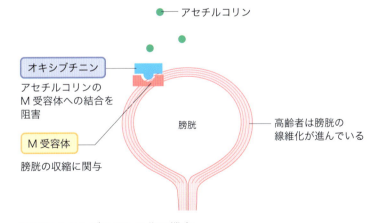

図8●オキシブチニンの作用機序
オキシブチニンはムスカリン（M）受容体拮抗薬であり，アセチルコリンがM受容体に結合するのを阻害することで，膀胱の収縮を抑制する

第14章 化学療法薬（抗がん剤・抗菌薬）の臨床薬理

学習のPOINT
- 各種抗がん剤とがん治療について説明できる
- 抗がん剤の副作用対策について説明できる
- 抗菌薬の治療と副作用について説明できる

コアカリ #17

1 抗がん剤

1）がん治療の概要

a. 診断〜治療方針

　がんの診断は，X線，内視鏡，CT検査などの画像検査や血液検査によって行われる．陰影や異形細胞の存在が確認されると，その病巣から採取した細胞や組織を顕微鏡的に観察する．腫瘍マーカーは，PSAは前立腺がん，CA15-3は乳がん，というように採血によって簡便に各がん種の可能性をチェックできる．

　固形がんの場合，患者の状態や病期により，手術療法，放射線療法，化学療法のいずれか，もしくはそれらの併用によって治療が行われる．

　造血器腫瘍（血液がん）は，化学療法のみで治療が行われ，治療効果が飛躍的に向上している．

　近年新たな治療薬として分子標的薬が登場し，腎細胞がんや肝細胞がんなどの化学療法の効果が疑問視されていたがん種に対しても延命効果が認められている．

　一般的にがんが限局的であれば，手術療法や放射線療法が選択されるが，進行性で，手術のみで根治が困難である場合には，腫瘍の減少や延命を期待した化学療法が選択される．

　がんは，腫瘍の程度（tumor：T），リンパ節転移（lymph nodes：N），転移（metastasis：M）によるTNM分類によって病期分類され，治療方針が決定される（表1）．

表1 ● がんのTNM分類

原発腫瘍 （T：tumor）	T0	腫瘍なし
	T1～4	腫瘍の大きさ，浸潤の程度により，各臓器別に分類
リンパ節転移 （N：lymph node）	N0	リンパ節転移なし
	N1～4	リンパ節転移の程度により，各臓器別に分類
遠隔転移 （M：metastasis）	M0	遠隔転移なし
	M1	遠隔転移あり

b. 化学療法

従来の化学療法薬は，DNAもしくはRNAに作用し，殺細胞的に働くのに対し，分子標的薬は，細胞増殖のシグナル伝達に特異的に作用することから，副作用発現が各分子標的薬ごとに異なる（図1）．

化学療法を行う目的には，以下のものがあげられる．

- 患者の治療，もしくは延命
- 悪性腫瘍に伴う患者の臨床症状の緩和
- 手術前に使用して腫瘍を縮小し，手術をしやすくする
- 手術後に使用して再発を妨げる，など

がんの治療は，がんが再発しないように，さらに体内のがん細胞がゼロになることを目標に行われる．見かけ上は寛解状態であっても，わずかでもがん細胞が体内に残存すると，増殖につながる可能性がある．そのために化学療法を行うが，治療計画通りに治療が行われないと，がん細胞の増殖を抑制できずに再発につながっていく．以前のように，副作用で苦しみ，我慢を余儀なくされた時代とは異なり，それらを打ち消す支持療法が発展し，重篤な副作用が出現しない限り，化学療法が継続的に行われるようになっている．

がんの化学療法は，単剤療法でなく異なる作用機序をもつ抗がん剤による多剤併用療法が一般的に行われる．抗がん剤は，経口投与，点滴静注，持続静注などによって投与され，腹腔内投与や胸腔内投与もがん種に応じて適応される．また抗がん剤は，副作用の発現に留意すべきである．副作用として頻度の高い悪心・嘔吐に対する5-HT$_3$受容体拮抗薬やデキサメタゾンなどの前投与による症状の軽減や，発熱性好中球減少症に対するG-CSF製剤の投与による感染症予防などが進展し，外来でも積極的な化学療法の実施が可能になっている．

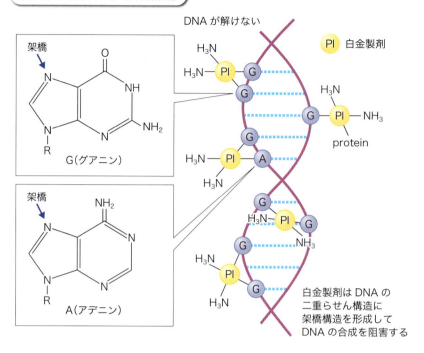

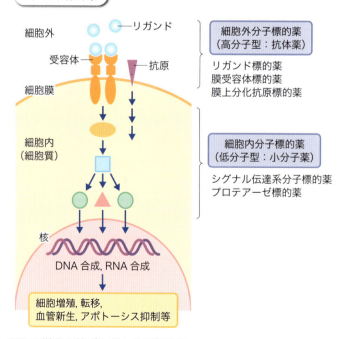

図1 ● 従来の抗がん剤と分子標的薬

従来型抗がん剤は，主に細胞核のなかで作用を示す薬剤であった．分子標的薬は「核外や細胞内（細胞質）に存在する分子」あるいは「細胞外に存在する分子（リガンド）」ならびに「細胞膜上にある受容体や抗原分子」を標的とし，両薬剤の作用点は大きく異なる（文献1より改変して転載）

2）各種抗がん剤

　抗がん剤としてナイトロジェンマスタードは，最も歴史的に古く，現在では分子標的薬の開発がさかんである．臨床で使用される抗がん剤は表2のように分類される．またわが国で承認されている分子標的薬を表3（次ページ）に示す．

表2 ● 抗がん剤の種類

分類	一般名
アルキル化薬	ナイトロジェンマスタード，シクロホスファミド，イホスファミドなど
代謝拮抗薬	メトトレキサート，5-フルオロウラシル，テガフール，ドキシフルリジン，カペシタビン，テガフール・ギメラシル・オテラシル配合剤，シタラビン，ゲムシタビン塩酸塩など
抗がん性抗生物質	アクチノマイシンD，ドキソルビシン，エピルビシン，イダルビシン，ダウノルビシン，マイトマイシンCなど
天然由来抗がん薬	ビンクリスチン，ビンブラスチン，パクリタキセル，ドセタキセル，イリノテカン塩酸塩，エトポシドなど
白金製剤	シスプラチン，カルボプラチン，オキサリプラチンなど
ホルモン剤	タモキシフェンクエン酸塩，トレミフェンクエン酸塩，アナストロゾール，フルタミド，リュープロレリン酢酸塩など

3）抗がん剤の併用療法

a. レボホリナートカルシウム (LV) ＋5-FU

　LVは，ホリナートカルシウム（dl-LV）から活性のないd体を除いたものである．
　5-FUは，リン酸化されてF-dUMPになり，テトラヒドロ葉酸とチミジル酸合成酵素と三者複合体を形成する．LVはそれら複合体をより強固にするために投与されるものである．

b. FOLFOX療法 (LV＋オキサリプラチン＋5-FU)

　日本ではまずFOLFOX4療法が承認され，毒性も少ないことから最も多くの症例で経験された．
　FOLFOX4は，LV（100mg/m^2），オキサリプラチン（85mg/m^2）を併用し，5-FU（400mg/m^2）がボーラス投与されるプロトコールである（進行再発大腸がんの化学療法）．
　LVの薬用量が200mg/m^2，オキサリプラチンも100mg/m^{2}とFOLFOX4と比して増量されたプロトコールがFOLFOX6療法である．

c. FOLFIRI療法 (LV＋イリノテカン＋5-FU)

　FOLFIRI療法は，LV 200mg/m^{2}にイリノテカン塩酸塩180mg/m^{2}を併用したものであり，5-FUボーラス投与はFOLFOXと同様に行われる．

d. biochemical modulation (生化学的修飾)

　抗がん剤を投与するにあたり，ある薬剤（モジュレーター：抗がん剤または非抗がん剤）を同時あるいはその前後に投与することによって，薬物動態を変化させ，抗腫瘍効果を増強させたり，

表3 ● わが国で承認されている主な分子標的薬

分類	薬剤	構造	剤形	標的分子	対象がん種
リガンド標的抗体薬	ベバシズマブ	ヒト化抗体	注射剤	VEGF	結腸・直腸がん，非小細胞肺がん，乳がん
膜受容体標的抗体薬	セツキシマブ	キメラ抗体	注射剤	EGFR	結腸・直腸がん，頭頸部がん
	パニツムマブ	ヒト抗体	注射剤		結腸・直腸がん
	トラスツズマブ	ヒト化抗体	注射剤	HER2	乳がん，胃がん
膜上分化抗原標的抗体薬	リツキシマブ	キメラ抗体	注射剤	CD20	CD20陽性B細胞性非ホジキンリンパ腫
	イブリツモマブ・チウキセタン	マウス抗体	注射剤		CD20陽性B細胞性非ホジキンリンパ腫・マントル細胞リンパ腫
	ゲムツズマブオゾガマイシン	ヒト化抗体	注射剤	CD33	CD33陽性急性骨髄性白血病
	モガムリズマブ	ヒト化抗体	注射剤	CCR4	CCR4陽性成人T細胞白血病リンパ腫
受容体型チロシンキナーゼ標的小分子薬	ゲフィチニブ	低分子	錠剤	EGFR	非小細胞肺がん
	エルロチニブ	低分子	錠剤		非小細胞肺がん，膵がん
	ラパチニブ	低分子	錠剤	EGFR, HER2	乳がん
	アキシチニブ	低分子	錠剤	VEGFR-1, 2, 3	腎細胞がん
融合タンパク質チロシンキナーゼ標的小分子薬	イマチニブ	低分子	錠剤	BCR-ABL, PDGFR, KIT	慢性骨髄性白血病，フィラデルフィア染色体陽性急性リンパ性白血病，GIST，好酸球増多症候群[*1]，慢性好酸球性白血病[*1]
	ニロチニブ	低分子	カプセル剤		CML
	ダサチニブ	低分子	錠剤	BCR-ABL, PDGFR, KIT, SFKs (SRC, LCK, YES, FYN), EPHA2	CML, Ph$^+$ALL
	クリゾチニブ	低分子	カプセル剤	EML4-ALK, c-Met/HGFR	非小細胞肺がん
マルチキナーゼ標的小分子薬	ソラフェニブ	低分子	錠剤	VEGFR, PDGFR, KIT, FLT-3, c-Raf, B-Raf	腎細胞がん，肝細胞がん
	スニチニブ	低分子	カプセル剤	VEGFR-1, 2, 3, PDGFR-α, β, KIT, FLT-3, CSF-1R, RET	GIST，腎細胞がん，膵神経内分泌腫瘍
	パゾパニブ	低分子	錠剤	VEGFR-1, 2, 3, PDGFR-α, β, KIT	悪性軟部腫瘍
mTORセリン・スレオニンキナーゼ標的小分子薬	エベロリムス	低分子	錠剤	mTOR	腎細胞がん，膵神経内分泌腫瘍，腎血管筋脂肪腫[*2]，上衣下巨細胞性星細胞腫[*2]
	テムシロリムス	低分子	注射剤		腎細胞がん
プロテアーゼ標的小分子薬	ボルテゾミブ	低分子	注射剤	26Sプロテアソーム	多発性骨髄腫

[*1] FIP1L1-PDGFRα陽性　　[*2] 結節性硬化症陽性

　正常細胞に対する傷害を軽減し，がん化学療法の効果を増強させようとする方法をbiochemical modulationという．代表的な例として，エフェクターがテガフールの場合，モジュレーターがウラシルであるUFTという代謝拮抗薬がある（図2）．

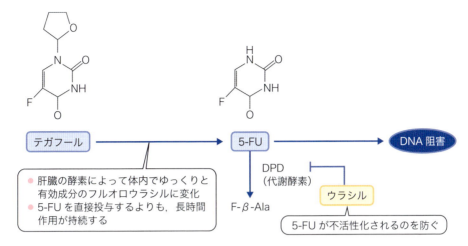

図2 ● biochemical modulation（エフェクター：テガフール，モジュレーター：ウラシルの場合）

ウラシルは5-FUのリン酸化に対する不活性化を抑制し，腫瘍細胞へ特異的に作用するために配合された．またテガフール：ウラシル=1：4のモル比もそれらをすべて検討した最も効果的な比率である

4）支持療法と副作用

　抗がん薬投与時には最大の抗腫瘍効果を引き出し，副作用発現を最小限に留めるように，全身状態の観察やプロトコールの管理を行う必要がある．支持療法は，抗がん剤による以下に挙げる副作用を軽減するための治療法であり，治療の継続を大きく左右する．

a. 骨髄抑制

- 抗がん剤が骨髄の正常な細胞分裂を抑制すると骨髄抑制をきたすが，自覚症状はほとんどない．
- 血液は，白血球（寿命約8時間），血小板（寿命約7日），赤血球（寿命約120日）からなり，寿命が短く血液中で数の少ない白血球が最も影響を受け，白血球減少症が起こりやすい．
- 白血球は感染制御に重要な役割を担っており，好中球（白血球の約50〜70％），リンパ球，好酸球，好塩基球，単球などで構成されている．
- 白血球のなかでも特に好中球が減少すると感染症が重篤化し，敗血症や肺炎などを発症する．好中球減少時には **G-CSF製剤**（フィルグラスチム，レノグラスチムなど）が使用される．
- **発熱性好中球減少症**は，発熱や炎症反応は認めるものの，起因や感染症が同定されない不明熱が半数を占める（第15章，p180参照）．高度な好中球減少例では，真菌感染のリスクが高くなるために，骨髄毒性はほとんどの抗がん剤の用量規定因子になっている．

b. 悪心・嘔吐

- 悪心・嘔吐は，抗がん剤投与後24時間までに起こる急性嘔吐と，24〜48時間後に起こり，2〜5日間続く遅発性嘔吐があるが，個人差がもたらす精神的な影響が大きい．
- 抗がん剤による急性嘔吐は，腸粘膜のクロム親和性細胞より分泌されるセロトニン（5-HT）が迷走神経終末にある5-HT_3受容体を刺激して起こるとされている．急性および遅発性嘔吐は，

腸粘膜のクロム親和性細胞より分泌されるサブスタンスPが中脳にあるNK1（ニューロキニン1）受容体に結合して起こる．5-HT$_3$受容体拮抗薬には，グラニセトロン，オンダンセトロンなどがあり，抗がん剤治療の悪心・嘔吐をほぼ抑制できるようになった．NK1受容体拮抗薬のアプレピタントを併用するとさらに制吐作用が期待できる．

c. 下痢

イリノテカン塩酸塩水和物では，高頻度に生じ，脱水から電解質異常を引き起こし，致死的になることがある．また，頻回の下痢による腸管粘膜傷害は，感染症の可能性が高まるため，下痢に対しては，消化管運動抑制効果のあるロペラミド塩酸塩を主に使用し，緊急性の高い脱水では，迅速に輸液投与を行うべきである．

d. 口内炎

- 口内炎は，抗がん剤によるフリーラジカル産生，口腔内粘膜の細胞分裂や再生の障害，さらには好中球減少により免疫力が低下した結果生じる感染により発生すると考えられている．
- 口内炎は一般的に抗がん剤投与後2〜10日で出現し，好中球の回復に伴い2〜3週間で回復することが多いが，治療にはトリアムシノロンアセトニド，デキサメタゾンなどを使用する．

e. 皮膚障害

- 分子標的薬である抗EGFR（epidermal growth factor receptor，上皮成長因子受容体）抗体による皮膚症状は多彩で，ざ瘡様皮疹，脂漏性皮膚炎，皮膚乾燥，爪周囲炎，毛の異常などがみられる．従来の抗がん剤による皮膚障害は，手足症候群，多形紅斑，光線過敏症，色素沈着，脱毛などがある．
- **ざ瘡様皮疹は，抗EGFR抗体使用中に高頻度に認められる**．EGFRは表皮角化細胞や脂腺細胞などの結合組織に分布し，皮膚や毛髪，爪の正常な増殖や分化に関与する．抗がん剤使用中は皮膚障害が頻発するため，ヘパリン類似物質などの保湿剤，ステロイド外用剤など，総合的な皮膚対策が必要である．
- **手足症候群は，フルオロウラシルの持続投与やカペシタビン，ドセタキセル，ソラフェニブ，スニチニブ，ラパチニブなどの分子標的薬で出現しやすい**．発症は，表皮基底層を構成する組織の増殖能が阻害されることや，エクリン汗腺からの薬剤の分泌が原因と考えられている．手や足の皮膚，爪の四肢末端部に好発し，手掌・足裏は角質化，落屑が著明に表れ，知覚過敏，歩行困難などの機能障害を伴う症状がみられる．

f. 神経障害

- 末梢神経症状は，患者によって発現時期や感じ方が異なるものの，オキサリプラチンなどの白金製剤，タキサン系，ビンカアルカロイド，ボルテゾミブ，サリドマイドなどで起こりやすい．
- 末梢神経障害出現時に，手足症候群などの皮膚症状が併発すると著しくQOLを低下させるため，保湿剤を使用した皮膚ケアを重点的に行い，漢方薬やビタミン剤の併用も検討する．

g. インフュージョンリアクション

- インフュージョンリアクションは，アレルギー反応と類似した症状を呈するため，緊急性を要する場合がある．

- 分子標的薬で起こりやすい副作用であり，薬剤投与後に単球やリンパ球からTNF αやIL-6などの炎症性サイトカインが放出されることで発現する．
- 症状としては，悪寒，発熱，頭痛が代表的であり，前投薬として抗ヒスタミン薬（H_1ブロッカー，H_2ブロッカー），解熱鎮痛薬，ステロイドが使用され予防される．

h. 腫瘍崩壊症候群

腫瘍崩壊症候群は，抗がん剤の投与により腫瘍細胞の崩壊が急速に進行し，細胞内成分が循環血液中に流入し，高カリウム血症や高尿酸血症を呈する．そのため急性心不全や急性腎不全を発症することもあり，緊急性の高い副作用である．

治療は症状が中等度であればアロプリノールが用いられ，腫瘍崩壊に伴う尿酸の過剰生産を抑えて，尿酸塩による腎機能障害のリスクを低下させる．リスクが高度であればラスブリカーゼの投与を行う．また持続点滴を行い，尿のアルカリ化のために炭酸水素Naを投与する．

5）抗がん剤の判定基準

がんの治療効果は，病期や発症臓器によって異なる．

急性白血病や悪性リンパ腫では，有効率は80％以上と抗がん剤による治療効果が飛躍的に向上しているが，腎がん，肝がん，膵がんなど長期生存が期待できないがんもまだまだある．

抗がん剤に対して感受性の低い腫瘍に対しては，腫瘍の縮小効果よりも症状の改善，生存期間の延長，QOLの維持をめざした緩和的化学療法を期待する場合もある．

- 完全奏効（complete response：CR）：すべての標的病変が消失した場合をいう
- 部分奏効（partial response：PR）：標的病変の径和が，治療開始前のベースライン径和に比し30％以上縮小した場合をいう
- 安定（stable disease：SD）：PRに相当する腫瘍縮小やPDに相当する腫瘍増大を認めない場合をいう
- 進行（progressive disease：PD）：標的病変の径和が，経過中の最小の径和に比して20％以上増大した場合をいう
- 評価不能（not evaluate：NE）：何らかの理由で検査が行えない場合，または上記いずれとも判定できない場合をいう

6）抗がん剤の臨床評価

通常の医療用医薬品では，投与量とそれに対する反応の関係はS字状の用量反応曲線で表される（図3）．投与量を増すことで生じる反応も増強する一方で，抗がん剤は，薬理作用と中毒作用を示す曲線間の領域（治療域）が狭い．そのため臨床効果がみられたと同時に骨髄抑制，消化管毒性などの副作用が発現しやすい．

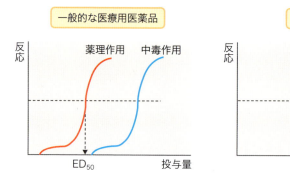

図3● 用量反応曲線
ED_{50}：50％有効量

7）コンパニオン診断

　これまで述べてきたように，特に抗がん剤は薬効の有効性や有害事象の発現に個人差が生じやすいことが知られている．つまり抗がん剤が奏効する患者も，副作用ばかりが強調される患者もいる．薬剤投与前に患者に対する薬剤応答性が明らかであれば，薬効および副作用の事前予測が可能で，薬剤の種類や投与量の変更等により安全かつ効果的な薬物治療が実現可能である．近年，がん治療の個別化・最適化の対象薬の多くが分子標的薬であり，その背景にはコンパニオン診断の普及がある．

　コンパニオン診断は，効果がより期待される患者や副作用が発現するおそれの高い患者を特定し，治療薬の用法・用量の最適化または投与可否を適切に判断するための診断として定義される．また，抗がん剤の分子標的であるバイオマーカーを患者の層別化や治療効果のモニタリングに利用し，医薬品の使用に際して，最も効果が期待できる患者を選択するための診断方法として用いられている．

　コンパニオン診断薬は，特定の医薬品の有効性または安全性の向上等の目的で使用する診断薬をいう[2]．
① 特定の医薬品の効果がより期待される患者を特定する
② 特定の医薬品による特定の副作用について，それが発現するおそれの高い患者を特定する
③ 特定の医薬品の用法・用量の最適化または投与中止の判断を適切に実施する

　上皮成長因子受容体（EGFR）チロシンキナーゼ阻害薬（EGFR-TKI）の1つであるゲフィチニブは，肺がんに有効性が高いものの，承認直後に急性肺障害による副作用が大きな社会問題となった．その後，EGFR遺伝子変異が肺がんにおいて発見され，この遺伝子変異と臨床効果に強い相関がみられることが明らかになった．EGFR遺伝子変異は，日本人の非小細胞肺がん患者全体の約40％に認められている．変異部位により，EGFR-TKIの有効性が異なることが知られていることから，EGFR-TKI遺伝子変異検査はコンパニオン診断薬として2007年に保険収載されている．その後もALK融合タンパクの測定が2014年に保険収載されている．

2 抗菌薬

1) 抗菌薬治療の概要

　従来までは，抗菌薬の進歩が著しく，発熱があり軽度の発症であっても，とりあえず念のためにという感覚で抗菌薬が投与されてきた．しかし，抗菌薬による副作用や抗菌薬の過剰な使用により耐性菌が出現し，治癒しない感染が増加してきた．さらには，高齢者の易感染性状態の患者に対する治療法の検討も課題となっている．

　抗菌薬の使用において，感染臓器や原因菌の同定ができずに，グラム染色，問診，症状などの少ない情報から原因菌を推定して治療を行うことを経験的治療（empiric therapy）という．この際の抗菌薬は，想定した菌を外さないことが重要であるため，広いスペクトラムを有する薬剤が選択され，投与後3〜4日後に効果判定がなされる．広い抗菌スペクトラムを有する薬剤を長期間使用することは，耐性を招く危険性が高い．臓器移行性も踏まえて原因菌をターゲットできるスペクトラムを考えて投与する．そのためには，2剤の併用投与もありうる．原因菌が判明した後は速やかに適切な（狭いスペクトラムを示す）抗菌薬に変更する（最適治療）．

2) PK/PDについて

　PK（pharmacokinetics）とは，薬物の体内挙動のことであり，生体内で薬物が吸収，分布，代謝，排泄された結果，時間による濃度推移を用法・用量と血中濃度を用いて示す．PD（pharmacodynamics）とは，薬物の生体に対する薬力学的作用をいい，薬物が生体内にどのように作用するか，体内での濃度と効果（有効性，副作用）の関係性を示す．PK-PD理論は，PKとPDを組合わせて検討することにより，薬の有効性や安全性をふまえた適正投与方法を探るものである．

　PKの指標としては，最高血中濃度（C_{max}），AUC（area under the concentration-time curve），血中濃度の半減期（$T_{1/2}$）が用いられる．

a. 抗菌薬のPK/PD

　PKとPDの概念について図4に示す．また，抗菌薬の効果と相関するPK/PDパラメータについては図5に示す．

b. 抗菌薬のPAE効果

　PAE（post-antibiotic effect）は，通常抗菌薬がMIC以上の濃度で細菌に接触した場合に，抗菌薬の血中濃度がMIC以下あるいは消失しても持続してみられる細菌の増殖抑制効果をいう（図6）．グラム陽性菌に対してはいずれの抗菌薬もPAEを示すが，グラム陰性菌には一部の抗菌薬しかPAEを示さない．そのためPAEを示さない抗菌薬では，常に有効濃度を維持できるような投与間隔を設定する必要がある（表4）．

　PAEを有する抗菌薬は，抗菌薬が細菌と接触後に除かれても一定時間では抗菌作用が持続して細菌増殖が抑制される．

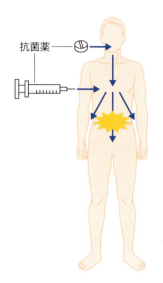

> **PK（pharmacokinetics，薬物動態）**
>
> 薬物の"体内挙動"のこと．
> 生体内で薬物が吸収，分布，代謝，排泄された結果，時間による濃度推移を用法・用量と血中濃度を用いて示す．

> **PD（pharmacodynamics，薬力学）**
>
> 薬物の"生体への薬力学的作用"のこと．
> 薬物が生体内でどのように作用するか，体内での濃度と作用（有効性，副作用）の関係を示す．

図4● PK/PDの概念図

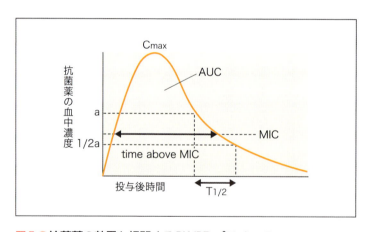

図5● 抗菌薬の効果と相関するPK/PDパラメータ

- C_{max}：薬物の最高血中濃度
- AUC（area under the concentration-time curve）：血中濃度曲線下面積（体内に取り込まれた薬物量）
- MIC（最小発育阻止濃度）：細菌の増殖を抑えるために必要な最小の薬物濃度
- $T_{1/2}$：血中濃度の半減期
- time above MIC（TAM）：24時間のなかで血中濃度がMICを超える時間
- C_{max}/MIC：C_{max}とMICの比．濃度依存性に作用する薬（アミノグリコシド系薬など）でパラメータとなる
- AUC/MIC：AUCとMICの比．濃度依存性に作用する薬（アミノグリコシド系薬など）でパラメータとなる

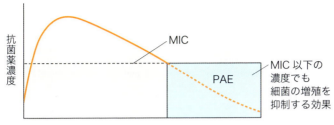

図6 ● PAEの概念図

表4 ● 抗菌薬の作用特性

抗菌薬	殺菌作用	PAE効果
ペニシリン系薬 セフェム系薬	時間依存性	短いかなし
カルバペネム系薬 グリコペプチド系薬 マクロライド系薬	時間依存性	あり
アミノグリコシド系薬 フルオロキノロン系薬	濃度依存性	あり

c. 濃度依存性抗菌薬

　レボフロキサシン水和物は，濃度依存性のニューキノロン系抗菌薬である．PK-PDの概念により抗菌薬治療を行うには，C_{max}/MICの値を大きくすることである．抗菌薬のMICを一定とすると，治療効果を高めるためには，C_{max}の値を大きくする必要がある．実際，レボフロキサシン水和物の従来の標準用法・用量は「成人では1回100mgを1日3回経口投与する」であったが，現在では「成人には1回500mgを1日1回経口投与する」に改められている．

d. 時間依存性抗菌薬

　メロペネム水和物は，1995年に薬価収載されたカルバペネム系抗菌薬である．本剤は，同じ用量でも用法を変えることによって抗菌活性に違いが生じ，それらが臨床効果に影響していることが明らかになってきた．

　添付文書でメロペネム水和物は「メロペネムとして，1日0.5〜1g（力価）を2〜3回に分割し，30分以上かけて点滴静注する．ただし成人における1日最大用量は3gを超えないものとする」と記載されている．そこで，治療対象の菌のMICが1μg/mLと4μg/mLであると仮定して1回1gを2回点滴した場合，抗菌薬の血中濃度がMICを超えるtime above MIC（TAM）の時間は，1回でそれぞれ5.1時間，3.2時間となり，24時間のうちの割合では42.1％と25.6％になる．一方，1回0.5gを4回に分けて点滴した場合，1回の点滴でのTAMはそれぞれ4.2時間と2.3時間と短くなるが，4回点滴するので24時間のうちの割合では67.9％と35.9％と増えることになる（図7）．したがって，用法を2回でなく4回とした方が効果は高まる．

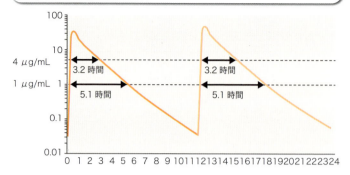

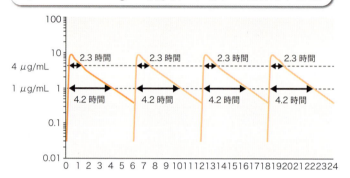

仮定 MIC (μg/mL)	1日投与量	1回投与あたりの TAM（時間）	1回投与量での TAM（時間），（％）*
1	A) 1 g を 2 回	5.1 時間	5.1×2 = 10.2 時間 10.2/24 ⇒ 42.1%
1	B) 0.5 g を 4 回	4.2 時間	4.2×4 = 16.8 時間 16.8/24 ⇒ 67.9%
4	A) 1 g を 2 回	3.2 時間	3.2×2 = 6.4 時間 6.4/24 ⇒ 25.6%
4	B) 0.5 g を 4 回	2.3 時間	2.3×4 = 9.2 時間 9.2/24 ⇒ 35.9%

TAM：time above MIC の略

＊1日量の TAM（%）＝ $\dfrac{（1回投与あたりの TAM）× 投与回数}{24 時間}$

薬物の血中濃度が 24 時間のうちで MIC を超えている時間が何％存在したかを示している．

図7● メロペネム水和物における投与法の違いと time above MIC の関係

時間依存性であるメロペネム水和物は1日量を2gとして，用法を2回ではなく4回投与したほうが TAM の割合（⇒効果）が高いことがわかる
（文献3より引用）

3）抗菌薬の投与時の留意点

　抗菌薬は"腎排泄型薬剤""肝胆道系排泄型薬剤""腎，肝胆道系両方の排泄型薬剤"に3分類され，投与量の調節が必要であるものとそうでないものに分かれるため，腎機能には十分留意して投与する必要がある（表5）．

表5 ● 排泄別にみた抗菌薬の分類

腎排泄型薬剤	肝胆道系排泄型薬剤	腎，肝胆道系両方の排泄型薬剤
腎機能低下時に投与量調節必要	腎機能低下時に投与量変更は不要	重篤な腎機能障害の場合は投与量変更
・ペニシリン系 　（ピペラシリンを除く） ・セファロスポリン系 　（セフォペラゾンを除く） ・カルバペネム系 ・アミノグリコシド系 ・グリコペプチド系 ・キノロン系 　（モキシフロキサシンを除く） ・アムホテリシンB ・アシクロビル ・フルコナゾール ・コリスチン	・セフォペラゾン ・クリンダマイシン ・ミノサイクリン ・チゲサイクリン ・モキシフロキサシン ・メトロニダゾール ・ミカファンギン ・カンサイダス ・ボリコナゾール 　（注射剤は除く． 　　溶解補助剤が腎排泄のため） ・イトラコナゾール 　（注射剤は除く． 　　溶解補助剤が腎排泄のため）	・セフトリアキソン ・クラリスロマイシン ・ピペラシリン ・タゾバクタム／ピペラシリン

4）抗菌薬の副作用

▶ 抗菌薬の副作用は，免疫的機序によるショックや過敏反応が代表的である．

▶ ゲンタマイシンなどのアミノグリコシド系は，腎排泄型のため腎障害を防止するために常に用量調節が必要である．

▶ ニューキノロン系やカルバペネム系では，GABA受容体結合の阻害に伴う痙攣に注意が必要である．

▶ バンコマイシン塩酸塩は，短時間の投与によってヒスタミン遊離が起こり，症状として頸部や肩が赤くなることがある（レッドネック症候群）．そのため60分以上かけて点滴静注する必要があることが周知されている．したがって，抗菌薬投与時には，投与量，投与間隔，投与速度の管理まで行う必要がある．

文献

1）石川和宏.『スタートアップがん薬物治療』（大井一弥 編著），p53，講談社，2013
2）コンパニオン診断薬等及び関連する医薬品の承認申請に係る留意事項について（2013年7月1日　厚生労働省医薬食品局審査管理課長通知）
3）大井一弥 著.『好きになる薬物治療学』，p40，講談社，2010

チェック問題

問題

□ □ **Q1** 白金製剤でFOLFOX療法に組込まれている抗がん薬はどれか
1. シクロホスファミド
2. メトトレキサート
3. ビンクリスチン
4. オキサリプラチン
5. フルタミド

□ □ **Q2** シタラビンが該当する薬効群はどれか
1. アルキル化薬
2. 代謝拮抗薬
3. 抗がん性抗生物質
4. 白金製剤
5. ホルモン剤

□ □ **Q3** 抗がん剤使用時の制吐薬として有効な薬剤はどれか
1. アレンドロン酸ナトリウム
2. エトポシド
3. テガフール
4. オキサリプラチン
5. オンダンセトロン

□ □ **Q4** 副作用としてレッドネック症候群を起こす可能性がある抗菌薬はどれか
1. ゲンタマイシン
2. エタンブトール
3. ストレプトマイシン
4. クラリスロマイシン
5. バンコマイシン

□ □ **Q5** 体内に取り込まれた薬の量を示す指標として最も正しいものはどれか
1. Cmax
2. MIC
3. AUC
4. Time above MIC
5. TDM

解答と解説

A1 正解：4
p163参照．FOLFOX療法はLV＋オキサリプラチン＋5-FUを併用したプロトコールである．

A2 正解：2
p163，表2参照．

A3 正解：5
p166参照．アレンドロン酸ナトリウムは骨粗鬆症治療薬である．

A4 正解：5
p173参照．

A5 正解：3
p170参照．

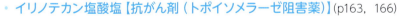

- **イリノテカン塩酸塩【抗がん剤（トポイソメラーゼ阻害薬）】**(p163, 166)

  イリノテカン塩酸塩は，カルボキシエステラーゼによって活性代謝物のSN-38になり，トポイソメラーゼIを阻害する．さらにUDP-グルクロニルトランスフェラーゼによってグルクロン酸抱合されSN-38Gになり，腸管に排泄される．その後腸内細菌のβ-グルクロニダーゼによって分解され再びSN-38が生成される．しかしこのSN-38は，抗腫瘍効果を期待するものではなく，腸管刺激により下痢を発現する．

- **メロペネム水和物【カルバペネム系抗菌薬】**(p171)

  メロペネム水和物は，カルバペネム系抗菌薬であるが，従来の薬剤は，近位尿細管腔にあるデヒドロペプチダーゼI（DHP-1）によって分解されやすく，その分解物が腎毒性を示していた．しかしメロペネム水和物は，DHP-1に安定的な構造となっており，腎毒性や中枢神経経毒性を示さない．

第15章 特徴的な栄養状態における薬物治療

学習のPOINT

- 栄養障害（肥満・やせなど）について説明できる
- がん患者の栄養管理について説明できる
- 「褥瘡」と薬物治療について説明できる

コアカリ #15

1 栄養障害

　健常人であれば普通に食事をすることで健康を維持し，嗜好はあるものの，栄養障害を招くことは少ない．しかし，カロリー過多や栄養の偏り，さらには運動不足などが重なると栄養素が過剰に蓄積した過栄養の状態になる．一方で低栄養は，高齢者における慢性的な食思不振で発症しやすく，若年成人の神経性食欲不振症なども問題になることがある．

　栄養障害は，主にタンパク質，糖質，脂質の欠乏が要因となるが，ビタミンや微量元素の欠乏により引き起こされる場合もある．

　このように栄養障害は，個々のライフステージや疾患の背景によって程度が異なることから対応もさまざまである．

2 肥満と過栄養

▶ 肥満は，脂肪組織が過剰に蓄積した状態であり，摂取エネルギーが消費エネルギーを上回る状態が続くと，脂肪の蓄積によって発症する．

▶ 小児の肥満は，過食や運動不足などが原因で起こる場合が多く，カロリー過剰摂取について指導する必要がある．小児の肥満は増加傾向にあり，栄養指導の介入を怠ると，肥満がさらに助長され，成人の肥満に移行する率が高く，すでに2型糖尿病，高血圧，脂質異常症などを合併している場合も多い．

- 成人では，活動量が低いなど身体活動レベルに見合わないエネルギー摂取が体脂肪を増加させることが明らかになっている．
- 昨今，生活習慣病が問題となるなかで，青年期からの肥満の発症予防は重要であり，食生活の改善に加え，身体活動量の増加に向けた方策も重要である．
- 高齢者の肥満は，心血管疾患発症のリスクになり，特にBMI35を超える肥満では，歩行速度や起立など身体機能のリスクとなる．
- また高齢者の肥満は，転倒と関連するリスク因子の代表であり，サルコペニア肥満では，IADL（instrumental ADL）低下，転倒，歩行障害，そして死亡につながる例も少なくない．
- 一方で高齢者の肥満は，認知症発症のリスクとなることも知られている．

肥満と薬物動態

　肥満の特徴は，総体重の増加だけでなく，肝重量の増加，脂肪重量の絶対量の増加である．相対的には，体脂肪の割合が異常に増大し，除脂肪体重や体水分量が低下した状態である．肥満の場合は，脂溶性薬物の分布容積が増えることから，体内からの消失が遅延する．さらに肥満者は，腎血流量および糸球体濾過量が増加するため，腎クリアランスが増大することも知られている．このことから腎排泄率の高いアミノグリコシド系抗菌薬の腎クリアランスは増大する．肥満者の血中アルブミン濃度については，ほとんど変化をもたらさないとされている．

3 やせと低栄養

- やせは，摂取エネルギーが消費エネルギーより少なくなり，体脂肪が減少した状態をいう．一般的にやせの人は，摂取エネルギー不足および消費エネルギーが多い．
- 性別では，女性にやせが多く，20歳代の割合が約20％とされている．30歳代より上の年齢でもやせの頻度は増加している．その要因には，健康ブームに後押しされた無理なダイエットによる体重減少があるが，これが長期にわたると貧血や閉経後の骨粗鬆症に大きく関与するため，栄養療法が重要といえる．
- 一般的にやせは，body mass index（BMI）が18.5未満の状態をいう．高齢者では，骨格筋をはじめ種々の臓器の萎縮が起こるため，一般的に体重は減少する傾向にある．つまり後期高齢者（75歳以上），超高齢者（85歳以上）ではやせの頻度が高くなるとされている．やせ自体は，病気として捉えにくいが，急激な体重減少や低アルブミン血症（血清アルブミン値3.5g/dL未満）などの低栄養を伴う場合は，フレイル（高齢者の虚弱）や免疫低下による感染症（肺炎や口腔内カンジダ症など）を合併しやすい．
- やせによるフレイル，サルコペニアおよび骨粗鬆症は，骨折などの運動器官系疾患につながる．

やせによる低栄養と薬物動態

　やせによる低栄養は，免疫機能の低下によるさまざまな生理的変化を生み，感染症などの罹患率を増加させる．低栄養には「マラスムス」と「クワシオルコル」の2つのタイプがある．マラスムスは摂取エネルギーおよびタンパク質がともに不足する低栄養状態で，体重，体脂肪が減少

するが，血中アルブミンの低下は起こらない．クワシオルコルは，摂取エネルギーよりも摂取タンパク質の不足が問題となり，体重や骨格筋量は変動せず，アルブミンの低下が認められる．一般的に，アルブミンなどの血漿タンパク質の減少により，遊離型薬物がタンパクと結合せずに組織へ移行しやすくなる．その結果，薬理作用の増強や肝代謝や腎排泄が増加して，クリアランスの増大による消失半減期の短縮が考えられる．また，脂溶性薬物の投与時には，体脂肪の減少によって組織移行率が低下することで，作用点への分布が増加し薬効や副作用が増大する可能性がある．

がん患者の栄養管理

- がん患者は，経口摂取量の低下などに伴う低栄養状態の継続から易感染状態になりやすい．また，化学療法を施行する際には，栄養状態が悪いと治療の継続にも影響をもたらすことがある．
- がん患者の栄養管理は，total parenteral nutrition（TPN）が治療の中心であった時代から，早期の経口栄養，そして早期経腸栄養へと大きな変遷をみせてきた．その後，経腸栄養は，より生理的で安全かつ経済的であることから重要視されるようになり，また腸粘膜の萎縮が少ないためバクテリアルトランスロケーション※1の減少にも貢献してきた．
- 一方，がん終末期患者では，末梢静脈ルートの確保が困難である場合が多く，確保できても，頻回な注射針の差し換えによって苦痛が伴う．さらには，患者の栄養改善に加えて，中心静脈カテーテル挿入時の消毒方法，閉鎖式輸液ルート使用などの感染管理も重要である．

1）がん悪液質

- 悪液質は，慢性消耗性疾患をベースとして生じる，筋肉量の減少を主徴とした複合的な代謝異常の症候群で，身体機能の低下，生活の質の悪化，および予後の悪化をもたらす．がん悪液質は，がんの進行に伴って，がん細胞から放出される腫瘍産生因子（PIFなど）や炎症性サイトカインなどによりしだいに悪化する病態であり，代謝異常により栄養障害が惹起される．多様な症状と代謝異常を示すが，食思不振，ミオパチー，貧血，低アルブミン血症，低血糖，高乳酸血症，高脂血症などを引き起こすとされている．
- 客観的な指標として，10％以上の体重減少，1,500kcal/日未満の経口摂取，全身の炎症反応 CRP＞1.0mg/dLなどがあげられる．
- がん患者全体の約半数が悪液質を呈するといわれ，進行期がん患者においては大半が悪液質あるいは体重減少を呈しているとされている．最終的にはQOLの低下や生存期間に影響をもたらすとされている（図1）．

※1 **バクテリアルトランスロケーション**：長期間のTPNの施行によって，小腸粘膜の萎縮を引き起こすことで腸管バリアの萎縮が起こり，腸管内の細菌や菌体内毒素が腸管の粘膜細胞から漏出して，血中を介して全身性の感染症を引き起こすものである．

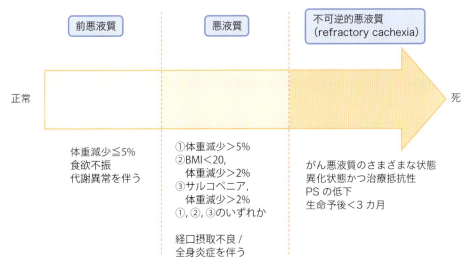

図1● 悪液質の区分
（文献1より引用）

2）がん性腹水

❶ がん性腹水の発生

がん患者の終末期症状の象徴であり，腫瘍細胞は著しく増殖している．がん性腹水は混濁もしくは血性であり，肝性腹水の透明もしくは黄色のものとは性状を異にする．さらに，がん性腹水の場合，タンパク濃度が肝性腹水に比して高い症例が多い．

❷ がん性腹水の治療

腹水穿刺もしくはフロセミドなどの利尿薬を併用するが，一時的な症状の軽減にすぎない．低アルブミン血症や電解質の喪失をもたらし，腹水の再貯留・全身悪化をきたす．

❸ がん性腹水と薬物動態

一般的に腹水によって体液が血漿から腹腔へ移行するため血管内の体液水分量は低下し，血管外組織液の増加が起こる．そして肝臓でのアルブミン合成低下に伴い，タンパク結合率の低下が起こるため，分布容積は増加すると考えられるが，実際には循環血液量の減少が大きく，結果的に分布容積は低下する場合が多いと考えられる．また，水溶性薬物の抗菌薬などは，腹水中へ移行しやすい傾向にある．

3）末期がん患者の栄養管理（悪液質を伴わない症例）

悪液質を伴わない症例の栄養管理の目安を表1に示す．

表1 ● 末期がん患者の栄養管理の決定法

❶ 水分必要量

> 1日必要量＝尿＋不感蒸泄＋糞便中水分量－代謝水 ≒ 35mL/kg体重

❷ 必要エネルギー量（kcaL/日）

> 基礎エネルギー消費量（BEE）× 活動因子（AF）× 侵襲因子（SF）
> BEE：Harris-Benedictの式より算出
> 　男性：66＋（13.7×体重kg）＋（5.0×身長cm）－（6.8×年齢）
> 　女性：655＋（9.6×体重kg）＋（1.7×身長cm）－（4.7×年齢）
> 　AF＝1.0〜1.8（安静：1.0．歩行可能：1.2．労働：1.4〜1.8）
> 　SF＝1.0〜2.0（重症度・術後病期・状態に応じて）

❸ タンパク（アミノ酸）投与量（g/日）

> 1日投与量＝体重（kg）× 侵襲因子（SF）

❹ 脂肪投与量（g/日）

> 1日投与量＝総投与エネルギーの20〜50％（0.5〜1.0g/kg体重）

❺ 糖質投与量（g/日）

> 1日投与量＝総投与エネルギー－タンパク（アミノ酸）投与量－脂肪投与量

注：がん悪液質（不可逆的）の患者には適用しない
（文献2より引用）

5 好中球減少症

1）概要

　化学療法時には抗がん剤の血液毒性によって好中球が減少することにより易感染性の状態となり、この好中球減少症が重篤化すると敗血症などの重篤な感染症を発症し、生命を脅かすこともある．好中球は、500/mm^{3}以下で感染症の発生率が著しく増大し、100/mm^{3}以下では、重篤な感染症に至る可能性が高い．また、栄養摂取不良による免疫力低下は、好中球減少症のリスク因子の1つである．しかし患者によっては、口内炎や消化器症状を呈している可能性も高く、カロリー維持のために中心静脈栄養をはじめとして栄養の摂取経路についてマネジメントする必要がある．

　発熱性好中球減少症（FN）とは、好中球500/mm^{3}未満または1,000/mm^{3}未満で48時間以内に500/mm^{3}未満に減少すると予想される状態で、かつ腋窩温37.5℃以上の発熱を生じた場合をいい、がん種やレジメンによって発生率が大きく異なる．遷延する発熱性好中球減少症には、真菌症、不明熱（腫瘍熱、薬剤熱など）、細菌感染（耐性菌あるいは膿腫形成）が続く．腫瘍熱とは、腫瘍に関連して産生されるIL-1,2,6、TNFαなどのサイトカインによって体温中枢のセットポイントが上昇することである．

　治療法としては、好中球の上昇を目的として、レノグラスチム、フィルグラスチム、ナルトグ

ラスチムを使用し，必要に応じて抗菌薬の投与も行う．発熱に対してアセトアミノフェンよりも，ロキソプロフェンナトリウムなどのNSAIDsが著効する．

2）抗菌薬による初期治療（図2）

▶ 発熱期間により原因菌が異なると考え，初期（5日以内）では細菌感染をチェックし，長期（5日以上）では細菌感染に加えて真菌感染（カンジタ・アスペルギルス）をチェックする．

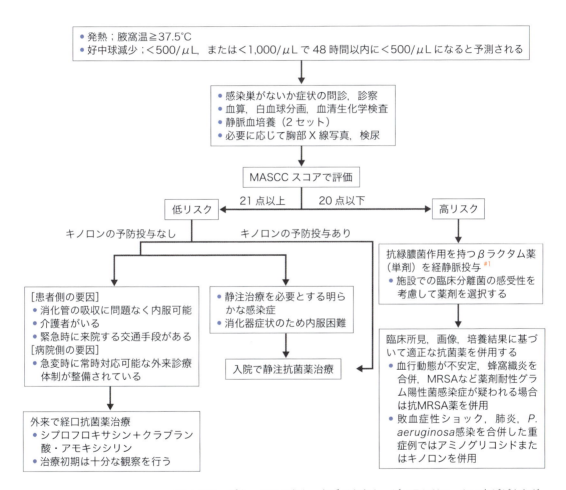

#1：セフェピム，メロペネム，タゾバクタム・ピペラシリン，セフタジジムなど

図2● FN患者に対する初期治療（経験的治療）
（文献3, p9より引用）

※ **MASCC (multinational association for supportive care in cancer) スコア**：FNにおける各症状を点数化したリスク評価のための指標．
● 無症状あるいは軽度の症状を伴う発熱性好中球減少症の負担 5点　● 低血圧なし（収縮期血圧が90 mmHgを超えている）5点
● 慢性閉塞性肺疾患なし 4点　● 固形腫瘍である，あるいは真菌感染の既往のない血液悪性腫瘍 4点　● 補液を必要とする脱水なし 3点
● 中等度の症状を伴う発熱性好中球減少症の負担 3点　● 外来 3点　● 60歳未満 2点　［スコアの最大値は26点］

表2 ● 静注薬剤の用法用量

日本でFNへの適応を有する薬剤
● セフェピム　1回2g　12時間ごと　静注
● メロペネム　1回1g　8時間ごと　静注

日本ではFNを適応症として有しないが十分なエビデンスの集積のある薬剤
● イミペネム・シラスタチン　1回0.5g　6時間ごと　静注
● タゾバクタム・ピペラシリン　1回4.5g　6時間ごと　静注
● セフタジジム　1回1g　6時間ごと　静注

日本ではFNへの適応はなくエビデンスも集積途上であるが，日常臨床では使用されている薬剤
● セフピロム　1回2g　12時間ごと　静注
● セフォゾプラン　1回1g　6時間ごと　静注　もしくは1回2g　12時間ごと　静注
● ドリペネム　1回1g　8時間ごと　静注
● ビアペネム　1回0.6g　12時間ごと　静注　もしくは1回0.3g　6〜8時間ごと　静注
● パニペネム・ベタミプロン　1回0.5g　6時間ごと　静注

（文献3, p19より引用）

▶ 好中球減少症患者の初期治療は，感染症が急速に進行する場合があるため，直ちに抗菌薬による経験的治療を開始する．また，好中球減少期患者では発熱のない場合であっても，感染症の兆候および症候がみられた場合，直ちに抗菌薬による経験的治療の開始を考慮しなければならない．低リスクの好中球減少症患者は，ニューキノロン系抗菌薬であるシプロフロキサシンまたはレボフロキサシン水和物による治療が可能である．口腔粘膜または皮膚に病変がある患者のグラム陽性菌感染症の治療には，クラブラン酸カリウム・アモキシシリン配合剤の併用投与を行う．高リスクの発熱性好中球減少症患者には，単独療法（静脈内投与）に推奨された薬剤とアミノグリコシド系薬（ゲンタマイシン硫酸塩，アミカシン硫酸塩など）との併用療法を行う．

▶ 起因菌不明の場合では，さらに4日間治療を継続する必要がある．起因菌が確定していれば，感受性試験の結果に基づいて抗菌薬の選択を再考する．わが国で経験的治療に用いられる静脈抗菌薬の用法用量を表2に示す．

▶ surgical site infection（SSI）は，術後30日以内に手術部位に生じた感染症をいい，皮膚常在菌でも起因菌になりうる．そのために予防として術中，術後抗菌薬を投与することがある．

▶ がん患者が栄養状態が悪く易感染状態にあると，皮膚バリア障害（創部，潰瘍，静脈ラインなど），粘膜バリア障害（口腔，気道など），通過障害（肺，食道，尿路など）なども併発しやすい．

褥瘡

1）病態

褥瘡とは，身体に加わった外力により骨と皮膚表層の間の軟部組織の血流が低下し，組織において不可逆的な血管の閉塞もしくは血流壊死に至ることをいう．一般的に活動性や可動性の低下

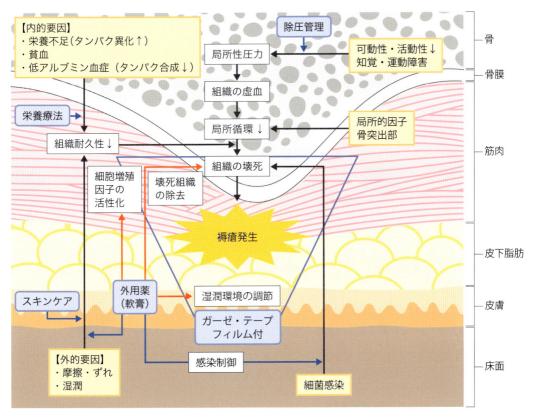

図3 ● 褥瘡と治療薬
(文献4より一部改変して転載)

した患者の全身状態の悪化に伴い，同一部位の持続的な圧迫やずれが発症の大きな要因である（図3）．その基盤には，患者自身の基礎疾患の急性症状や慢性症状などの影響がある．また患者の体位や姿勢保持が偏る影響もあり，皮下脂肪の少ない骨突出部が好発部位である．特に高齢者で糖尿病状態にあると発症しやすい．

2) 薬物治療

- 全身治療に関しては，原疾患に対する治療を行うとともに，栄養状態の改善を図る．栄養状態の指標の1つとして血清アルブミン値が用いられるが，2.5g/dL以上を目標とする．必要栄養量についてはHarris-Benedictの式が用いられる（p180）．
- 局所治療においては，褥瘡を正しく評価し，それに基づいて治療を行う．
- 慢性期の褥瘡については，真皮までの浅い褥瘡と，それより深い褥瘡とに分けて対処するのがよい．
- 外用薬ではアズレン（アズノール軟膏など）や白色ワセリンなど油脂性基剤の外用薬が多用される．
- 炎症を伴う感染が疑われる場合には，生理食塩水等で洗浄を行う．

- 創傷治癒には，湿潤環境の保持が重要であり，特に滲出液が多い場合は，ヨード含有の外用薬を使用する．
- また褥瘡は再発が多いため，再発防止も含めた皮膚ケアが重要である．適切な体圧分散用具の使用などに加えて，褥瘡が治癒したばかりの皮膚の脆弱性を考慮して，ずれによる損傷を受けないように工夫する．ポリウレタンフィルムなどのほか，撥水性皮膚保護剤や軟膏を用いて表面を保護することによって再発防止に努める．

処方例

1) 壊死組織がある場合
ブロメライン軟膏 1日1回塗布

解 説

タンパク分解酵素で壊死組織除去作用を示す．痛みを生じる場合には，白色ワセリンなどで皮膚を保護することが望ましい．

2) 感染が疑われて滲出液が多い
ユーパスタコーワ軟膏 1日1回塗布

解 説

ポビドンヨードによる抗菌作用と精製白糖による肉芽形成作用を目的とする．

3) 感染が疑われて滲出液が少ない
ゲーベン® クリーム 1日1回塗布

解 説

抗菌作用があり水中油型乳剤性基剤のため，壊死組織が浮き上がり外科的切除が行いやすい．

4) 肉芽形成が不良の場合
フィブラスト® スプレー 1日1回噴霧

解 説

ヒト塩基性線維芽細胞増殖因子（b-FGF）トラフェルミンを主剤とし，血管内皮細胞，線維芽細胞等のFGF受容体と結合し血管新生や強力な肉芽形成促進作用をもつ．

文献

1) Fearon K, et al：Definition and classification of cancer cachexia: an international consensus. Lancet 12：489-495, 2011
2) 『終末期がん患者の輸液療法に関するガイドライン 2013年度版』（日本緩和医療学会 緩和医療ガイドライン委員会 編），p31，金原出版，2013
3) 『発熱性好中球減少症（FN）診療ガイドライン』（日本臨床腫瘍学会 編），南江堂，2012
4) 森川 拓，大井一弥．『薬物治療学 第6版』，p665，南山堂，2017

チェック問題

問 題

☐ ☐ **Q1** 褥瘡の成因として<u>誤っている</u>ものはどれか
1. 皮膚バリア機能上昇
2. 局所循環の低下
3. 組織耐久性の低下
4. 床面との摩擦の増加
5. 低栄養

☐ ☐ **Q2** 発熱性好中球減少症に対する初期治療として投与する抗菌薬として正しいものはどれか
1. シプロフロキサシン水和物
2. モルヒネ塩酸塩水和物
3. エリスロポエチン
4. レノグラスチム
5. ナルトグラスチム

☐ ☐ **Q3** がん治療期の栄養管理として最も正しいものはどれか
1. 中心静脈栄養
2. 胃ろう栄養療法
3. 経腸栄養
4. 末梢静脈栄養

☐ ☐ **Q4** がん悪液質の臨床像として<u>誤っている</u>ものはどれか
1. ミオパチー
2. 低アルブミン血症
3. 高血糖
4. 高乳酸血症
5. 高脂血症

☐ ☐ **Q5** がん性腹水に直接関与しない用語はどれか
1. カリウム
2. フロセミド
3. アルブミン
4. ナトリウム
5. バソプレシン

解答と解説

A1 正解：1
p182〜183参照.

A2 正解：1
p181参照. モルヒネは麻薬性鎮痛薬で, エリスロポエチンは透析患者の腎性貧血治療に用いる. レノグラスチム, ナルトグラスチムはG-CSF製剤で好中球を増やす目的として使用される.

A3 正解：3
p178参照.

A4 正解：3
p178参照.

A5 正解：5
p179参照. がん性腹水によって体液が腹腔へ移行するため, ナトリウムやカリウムなどの電解質変動が起こる. アルブミン値は低下し, 一過性の利尿目的でフロセミドが使用されることがある.

- **フロセミド【ループ利尿薬】**(p179)
  フロセミドは, ヘンレ係蹄の上行脚の管腔側から$Na^+/K^+/2Cl^-$共輸送体を阻害し, Na^+とCl^-の再吸収を抑制し, 尿の濃縮機構を抑制する.

- **フィルグラスチム【好中球減少症治療薬】**(p180)
  フィルグラスチムは, G-CSF (granulocyte-colony stimulating factor) 製剤で顆粒球系幹細胞に作用し, 好中球の産生を促進させる.

索引

欧文

A・B

α-グルコシダーゼ阻害薬	142
ACE阻害薬	143
ACTH	132
AKI (acute kidney injury)	105
ARB	143
AUC (area under the concentration-time curve)	170
AUC/MIC	170
Augsbergerの式	89
β-エンドルフィン	119
$β_2$-ミクログロブリン	116
biochemical modulation	163

C・D

Ca拮抗薬	143
CKD (chronic kidney disease)	106
CKD-MBD	109
C_{max}	170
C_{max}/MIC	170
Cockcroft-Gault formula	125
Crawfordの式	89
CRP	86
CYP	19, 55, 84, 139
CYP2C19	21
C線維	149
DHEA	132
DPP-4阻害薬	142

E・F

eGFR	106
extensive metabolizer (EM)	21
Fisher理論	94
FOLFIRI療法	163
FOLFOX療法	163
FRI (fall risk index)	134
FTU (finger tip unit)	154

H・I

*H.pylori*除菌療法	21
Harris-Benedictの式	183
HMG-CoA還元酵素阻害薬	62
IGF-1	132
intermedcate acetylator (IA)	23

M・N

MDR-TB (multidrug-resistant tuberculosis)	22
M/P比	75
MIC	170
MMAS-4 (morisky medication adherence scale)	27
N-アセチル-p-ベンゾキノンイミン	96
NAT2	22

P・R

PAE効果	169
PD (pharmacodynamics)	169
PK (pharmacokinetics)	169
poor metabolizer (PM)	21
PTH	109
rapid acetylator (RA)	23

S・T

SGLT2阻害薬	142
slow acetylator (SA)	23
Stevens-Johnson syndrome (SJS)	63
SU薬	142
$T_{1/2}$	170
TAM (time above MIC)	170
TDM (therapeutic drug monitoring)	27
TEN (toxic epidermal necrolysis)	63
TEWL (transepidermal water loss)	149
TNM分類	161

和文

あ

アイソトニック飲料	87
アカルボース	31, 97, 102
悪液質	178
悪性症候群	55
アシクロビル	122
アセトアミノフェン	86
アセトアミノフェン中毒	67, 96
アドヒアランス	27
アトピー性皮膚炎	154
アドレナリン	52, 58
アナフィラキシー	50
アミノグリコシド系抗菌薬	110
アミノ酸製剤	94
アミノ酸摂取	129
アムロジピン	146
アムロジピンベシル酸塩	31
アモキシシリン	21
アルファカルシドール	117, 122
アルブミン	18
アルブミン製剤	93
アレンドロン酸ナトリウム	136
アロプリノール	70, 111, 119
アンジオテンシンII受容体拮抗薬	143

い

胃酸分泌能力	81
意識	49
イソニアジド	22
胃内滞留時間	81
イヌリン	107
イブプロフェン	86
イリノテカン塩酸塩	175
インフュージョンリアクション	166
インフルエンザ治療	86
インフルエンザ脳症	87

う・え

ウルソデオキシコール酸	95
栄養障害	176
腋窩	86
壊死組織	184
エストロゲン	71, 127, 131
エトポシド	16
エパルレスタット	37
エピペン®注射液	53
エメプラゾール	21
エリスロポエチン	113, 117
嚥下障害	32

お

嘔吐	87, 165
横紋筋融解症	59
オキシブチニン塩酸塩	152, 159
悪心	165
オセルタミビルリン酸塩	91
オピオイド	65
オメプラゾール	21, 25

か

化学療法	161
角層	147
活性型ビタミンD	109
カルシトニン	109
カルボシステイン	91
簡易懸濁法	33
がん患者の栄養管理	178
肝血流量	84, 92, 124
肝硬変	93, 94
肝細胞障害型	95
間質性肺炎	53
肝重量	124
がん性腹水	179
乾燥	149
肝臓疾患	92
肝代謝能	125
肝胆道系排泄型薬剤	173

き・く

奇形	78
起床時	26
偽膜性大腸炎	63
起立性低血圧	144
筋タンパク質合成	129
グラスゴー・コーマ・スケール	49
クラッシュ症候群	59, 105
クラリスロマイシン	21
クレアチニン	107
クロルプロマジン	55, 58
クワシオルコル	177

け

経皮吸収型製剤	33, 150
経表皮水分喪失	149
劇症肝炎	96
血圧	49
血液透析	114
結核	22
月経周期	72
血糖コントロールの目標	141
解熱薬	86
ゲメプロスト	77
下痢	88, 166

こ

降圧薬	143
抗がん剤	160
抗菌薬	82, 169, 181
―― の副作用	173
高血糖高浸透圧症候群	142
好中球減少症	180
口内炎	166
抗不安薬	43, 65
高リン血症	117
高齢者	32, 123, 137
―― の高血圧治療	143
―― の糖尿病治療	140
コカイン	66
呼吸	49
コッククロフト・ゴールドの式	125
骨髄抑制	165
骨折	133
骨・ミネラル代謝異常	108
コラーゲン	148
コルチゾール	40
コンパニオン診断	168
コンプライアンス	27

さ

サーカディアンリズム	38
催奇形性	75, 76
細胞周期	16
サリドマイド	78
サルコペニア	129, 177

し

ジアゼパム	87, 136
時間依存性抗菌薬	171
糸球体	104
糸球体濾過速度	84, 125
糸球体濾過量	103
支持療法	165
シスタチンC	108
シスプラチン	110
シタグリプチン	146
シタラビン	15
シメチジン	31
ジャパン・コーマ・スケール	49
就寝前	26
授乳婦	76
腫瘍崩壊症候群	167
消化管運動能	124
脂溶性薬物	18, 83
食後	26
食前	26
褥瘡	182
食直後	26
食直前	26
食物性アレルギー	52
女性ホルモン	71
食間	26
腎, 肝胆道系両方の排泄型薬剤	173
心機能	98
神経管閉鎖障害	73
神経障害	166
腎血流量	84, 125
新生児	81
腎性貧血	108, 117
心臓疾患	99
腎臓疾患	103
腎排泄	19
腎排泄型薬剤	173
真皮	148

す〜そ

髄膜炎	87
睡眠薬	43, 65
スティーブンス・ジョンソン症候群	63
ステロイド外用薬	154
ステロイド薬	52
スピロノラクトン	93, 102
スボレキサント	40, 46
生化学的修飾	163
性差	71
セロトニン	39
先天異常	78
造影剤腎症	105

た・ち

ダイアライザー	114
体温	49, 86
胎児毒性	76
胎盤	74
タクロリムス	37, 155

索引

胆汁うっ滞型 95
ダントロレンナトリウム水和物 ... 55
チアゾリジン薬 142
チェーンストークス呼吸 65
中毒性表皮壊死症 63
超高齢社会 123
腸内細菌叢 82
貼付剤 33, 150
鎮咳薬 67

つ〜と

ツロブテロール貼付剤 152
低血糖リスク 142
テオフィリン 42, 46, 89
テストステロン 71, 132
デヒドロエピアンドロステロン ... 132
テリパラチド 128
転倒 133, 142
透析 114
投与方法 14
特定薬剤治療管理料 28
ドパミン・セロトニンの不均衡 ... 55
トリプタン製剤 67
ドンペリドン坐剤 87

な〜の

ナルトグラスチム 180
ナルフラフィン塩酸塩 119
肉芽形成 184
二次性副甲状腺機能亢進症 ... 117
日周リズム 41
ニフェジピン 117
ニューキノロン系抗菌薬 110
乳汁 75
妊娠悪阻 73
妊婦 72
濃度依存性抗菌薬 171
ノンレム睡眠 39

は

バイタルサイン 48
バクテリアルトランスロケーション ... 178
白金製剤 163
発熱 85
パラトルモン 109
パルスオキシメーター 49
バルプロ酸ナトリウム 68, 70
バンコマイシン塩酸塩 63

ひ

ビグアナイド薬 142
ピコスルファートナトリウム水和物 ... 80
ビタミンD 117
皮膚障害 166
皮膚掻痒感 118
皮膚バリア機能 148
肥満 176
表皮 147
ピル 72

ふ

フィジカルアセスメント 48
フィラグリン 148
フィルグラスチム 180, 186
フェニトイン 83
フェブキソスタット 111, 113
副甲状腺ホルモン 109
副作用 47, 59
腹膜透析 114
服用忘れ 31
不眠症 43
フレイル 130, 177
プレドニゾロン 41
プロゲステロン 71
フロセミド 179, 186
プロトンポンプ阻害薬 25
分岐鎖アミノ酸 129
分子標的薬 164
分布容積 18, 126

へ・ほ

ヘパリン類似物質 155
ベンゾジアゼピン依存症 68
ベンゾジアゼピン受容体作動睡眠薬 ... 66
ペンタゾシン 65
便秘 118
ホクナリン® テープ 156
保湿剤 155
ボノプラザン 21
ポリファーマシー 34

ま〜も

マトリックス型 152
マラスムス 177
ミオグロビン 60, 105
ミソプロストール 80
脈拍 48

メチルフェニデート 40
メトロニダゾール 21
メラトニン 39
メロペネム水和物 172, 175
モニタリング 27

や〜よ

薬剤性アレルギー 52
薬剤性腎障害 110
薬剤性肺障害 53
薬剤性皮膚障害 63
薬物依存症 68
薬物性肝障害 95
薬物代謝 19
薬物体内動態 17
薬物乱用 64
薬物乱用頭痛 67
やせ 177
有害反応 47
有機酸 94
輸出細動脈 104
輸入細動脈 104
要介護 133
葉酸 73
用法 26

ら

ラクチトール水和物 94
ラクツロース 94
ラベプラゾール 21
ラメルテオン 40
ラロキシフェン塩酸塩 128
ランソプラゾール 21

り〜ろ

リザーバー型 152
リドカインテープ 114
利尿薬 143
リバスチグミン 159
リファンピシン 22, 25
硫酸カナマイシン 94
リン 117
レノグラスチム 180
レボノルゲストレル 77
レボホリナートカルシウム＋5-FU ... 163
レム睡眠 39
老人バイオマーカー 131
老年症候群 35

著者プロフィール

大井一弥（おおい かずや）

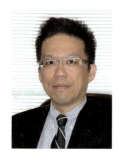

鈴鹿医療科学大学薬学部 病態・治療学分野 臨床薬理学研究室，大学院薬学研究科 薬物治療設計・管理学分野 教授．薬剤師，博士（薬学），ICD（Infection Control Doctor），日本腎臓病薬物療法専門薬剤師，リウマチ登録薬剤師，日本老年薬学会理事・事務局長，厚生労働省高齢者医薬品適正使用委員会委員，厚生労働省高齢者医薬品適正使用検討会ガイドライン作成WG（2017年9月現在）

研究信条は，薬剤師の技術を創生することにあり，現在，臓器炎症による皮膚生理機能の変化とその予防を中心とした基礎研究に取り組み，並行して臨床研究も行いながら，将来的には，皮膚貼付診断法（仮称）を確立させたいと考えている．

趣味は雑読，著述，筆記具収集，音楽，書道など．

※ 本書発行後の更新・追加情報，正誤表を，弊社ホームページにてご覧いただけます．
羊土社ホームページ　www.yodosha.co.jp/

ライフステージや疾患背景から学ぶ臨床薬理学
テーラーメイド薬物治療の基本知識と処方の実際

2017年 9月15日　第1刷発行

著　者	大井一弥
発行人	一戸裕子
発行所	株式会社 羊 土 社
	〒101-0052
	東京都千代田区神田小川町2-5-1
	TEL　　03（5282）1211
	FAX　　03（5282）1212
	E-mail　eigyo@yodosha.co.jp
	URL　　www.yodosha.co.jp/
表紙イラスト	エンド譲
印刷所	株式会社 加藤文明社

© YODOSHA CO., LTD. 2017
Printed in Japan

ISBN978-4-7581-0936-9

本書に掲載する著作物の複製権，上映権，譲渡権，公衆送信権（送信可能化権を含む）は（株）羊土社が保有します．
本書を無断で複製する行為（コピー，スキャン，デジタルデータ化など）は，著作権法上での限られた例外（「私的使用のための複製」など）を除き禁じられています．研究活動，診療を含む業務上使用する目的で上記の行為を行うことは大学，病院，企業などにおける内部的な利用であっても，私的使用には該当せず，違法です．また私的使用のためであっても，代行業者等の第三者に依頼して上記の行為を行うことは違法となります．

[JCOPY] 出版者著作権管理機構 委託出版物＞
本書の無断複写は著作権法上での例外を除き禁じられています．複写される場合は，そのつど事前に，(社) 出版者著作権管理機構 (TEL 03-3513-6969, FAX 03-3513-6979, e-mail：info@jcopy.or.jp) の許諾を得てください．

羊土社のオススメ書籍

症例で身につける 臨床薬学ハンドブック 改訂第2版
124症例から学べる薬物治療の考え方と服薬指導のポイント

越前宏俊,鈴木 孝／編

コアカリ対象疾患を中心に124症例を網羅！症状の捉え方,処方の根拠,服薬指導の要点など薬剤師に必須のポイントを凝縮してまとめました．実践に即したわかりやすい解説で初学者に最適！講義の教科書にもお薦め！

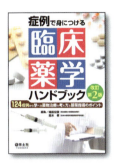

- 定価（本体3,700円＋税）
- B5判
- 415頁
- ISBN 978-4-7581-0931-4

薬学生・薬剤師のための ヒューマニズム

日本ファーマシューティカルコミュニケーション学会／監,
後藤惠子／責任編集,
有田悦子,井手口直子,後藤惠子／編

薬学教育モデル・コアカリキュラムに対応した教科書が登場！到達目標をおさえたわかりやすい解説に加え,参加型学習のシナリオやCBT・国試対策にも使える演習問題を収録．すべての薬学生・薬剤師必携の一冊！

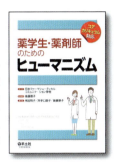

- 定価（本体3,400円＋税）
- B5判
- 247頁
- ISBN 978-4-7581-0927-7

根拠からよくわかる 注射薬・輸液の配合変化 Ver.2
基礎から学べる、配合変化を起こさないためのコツとポイント

赤瀬朋秀,中村 均／編

注射薬や輸液を扱う薬剤師必携の定番書が改訂！配合変化の予測・回避に必要な知識が根拠から学べて,各章末の演習問題で応用力が身につけられます．基礎の理解から実務まで役立つ,調剤事故の防止に欠かせない1冊！

- 定価（本体2,600円＋税）
- A5判
- 246頁
- ISBN 978-4-7581-0935-2

薬剤師のための 動ける！救急・災害ガイドブック
在宅から災害時まで、いざというときの適切な処置と役割

平出 敦,田口博一,
窪田愛恵／編

もしも薬局内で人が倒れたら…ケガ人が来たら…適切に対処できますか？本書では,バイタルサインの確認から心肺蘇生,応急処置,災害時の役割まで,薬剤師でもマスターしておきたい実践的な救急スキルを解説します．

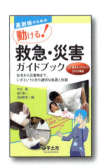

- 定価（本体2,700円＋税）
- B6変型判
- 175頁
- ISBN 978-4-7581-0932-1

発行　羊土社 YODOSHA

〒101-0052　東京都千代田区神田小川町2-5-1　TEL 03(5282)1211　FAX 03(5282)1212
E-mail：eigyo@yodosha.co.jp
URL：www.yodosha.co.jp/

ご注文は最寄りの書店、または小社営業部まで

羊土社のオススメ書籍

改訂第5版 がん化学療法レジメンハンドブック
治療現場で活かせる知識・注意点から服薬指導・副作用対策まで

日本臨床腫瘍薬学会／監, 遠藤一司, 加藤裕芳, 松井礼子／編

抗がん剤の投与スケジュールや注意点が一目でわかる大好評書, 新薬を大幅追加し全面改訂！前投薬や投与速度, 輸液量を含めたレジメンのほか, 副作用, 服薬指導, 調製法も掲載. がん治療に携わる全スタッフ必携！

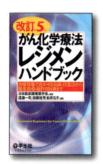

- 定価（本体4,600円＋税）
- B6変型判
- 710頁
- ISBN 978-4-7581-1805-7

ハイリスク患者のがん薬物療法ハンドブック
多様化・複雑化する患者への治療戦略を身につける

南 博信／監
安藤雄一, 寺田智祐／編

心疾患合併, PS不良, うつなど, 多様化する患者の背景にあったがん薬物療法の進め方を, 1冊に凝縮！「注意すべき薬物相互作用は？」「既往症とがんのどちらの治療を優先するか？」などの疑問に, 現場目線で解説しています.

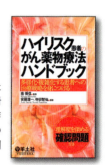

- 定価（本体4,300円＋税）
- B6変型判
- 382頁
- ISBN 978-4-7581-1814-9

薬剤師のための薬物療法に活かす検査値の読み方教えます！
検査値から病態を読み解き, 実践で活かすためのアプローチ

野口善令／編

検査値がなぜ異常値を示すのかを, 病態, 患者背景, 処方薬の影響をふまえて解説.
症例をもとにした解説で, 処方提案に向けた具体的なアプローチがわかる！
検査値異常を来しやすい薬剤や鑑別疾患など, 基礎知識も充実！

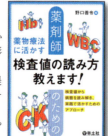

- 定価（本体3,200円＋税）
- A5判
- 263頁
- ISBN 978-4-7581-0933-8

ここからはじめる！薬剤師が解決するポリファーマシー
症例から学ぶ、処方適正化のための介入のABC

平井みどり／編

41の症例をもとに, 処方意図の推測や処方適正化の進め方を具体的に解説！漫然投与されがちな薬剤, エビデンスなく処方されがちな薬剤など知っておきたいコツも満載. 病院, 薬局, 在宅に関わる薬剤師におすすめ！

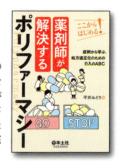

- 定価（本体2,700円＋税）
- A5判
- 255頁
- ISBN 978-4-7581-0934-5

発行 **羊土社 YODOSHA**
〒101-0052 東京都千代田区神田小川町2-5-1　TEL 03(5282)1211　FAX 03(5282)1212
E-mail：eigyo@yodosha.co.jp
URL：www.yodosha.co.jp/

ご注文は最寄りの書店, または小社営業部まで